青少年探索世界丛书——

人身奇妙的功能解读

主编 叶 凡

U0312334

合肥工业大学出版社

图书在版编目(CIP)数据

人身奇妙的功能解读 / 叶凡主编—合肥:合肥工业大学出版社,2013.1
(青少年探索世界丛书)
ISBN 978-7-5650-1185-6

I.①人… Ⅱ.①叶… Ⅲ.①人体—青年读物②人体—少年读物
Ⅳ.R32-49

中国版本图书馆 CIP 数据核字(2013)第 005469 号

人身奇妙的功能解读

叶 凡 主编		责任编辑 郝共达
出 版	合肥工业大学出版社	开 本 710mm×1000mm 1/16
地 址	合肥市屯溪路 193 号	印 张 12
邮 编	230009	印 刷 合肥瑞丰印务有限公司
版 次	2013 年 1 月第 1 版	印 次 2022 年 1 月第 2 次印刷

ISBN 978-7-5650-1185-6　　　　定价:36.00 元

目　录

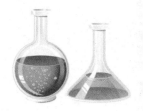

探索人类起源

人类起源之谜

人究竟从何而来?哪一个地方才是人类真正的诞生地,在五彩斑斓沉睡日久的化石中,会有人类远古的明灯吗?

1990 年初,美国科学促进协会在路易斯安那州的新奥尔良市举行了一次年会。在会上,各路科学家对人类起源问题再次展开争论,不少科学家针对加州大学科学家提出的理论发表了各自的新见解。

3 年前,加州大学的科学家通过对一种特殊基因的研究发现,提出了整个人类的遗传基因均源于 20 万年前的一个女人,即夏娃。这种特殊基因存在于细胞内的一种叫线粒体的物质,唯女人具备这种遗传线粒体。也就是说,线粒体只能单性遗传。加州大学的科学家对来自世界各地的 147 名妇女的线粒体基因进行差异分析后认为,现代人的线粒体基因可能均进化自 20 万年前。他们还对妇女的遗传差异进行了研究,并发现了两大类。第一类中仅包括部分非洲人,而第二类中则包括了非洲人和世界上其他地方的所有人。这意味着世界上最早的现代人都是由生活在非洲的一个小部落进化而来,后来又分散到了世界各地。

然而,美国伊利诺斯大学和密执安大学的科学家对此种看法提出了异议。他们认为,现代人的确进化自非洲的一个部落,但其进化过程中并非是 20 万年,而至少是 100 万年。其他无关的人类祖先就都已绝种了。但从对古人类化石的分析结果看,事实并非如此。科学家们在对 100 万年前的古人类化石研究后发现,它们的特征与亚洲现代人极其相似,这就意味着今天的非洲人是百万年前亚洲祖先的后裔。

那么人类到底起源于什么呢?在目前,西方有一部分学者认为,全世界的人种是由各种不同的古猿演化而来,此说被称为"多祖论";另有许多学者则认为,世界人类起源于另一种古猿,属同一个物种,此学说被称为"一祖论"。

英国学者达尔文在他的《人类起源与性的选择》一书中指出,人类是由已灭绝的古猿进化而来的。由于至今全世界考古学家和古人类学家所发现、收集到的古猿化石遗物极少,还无法彻底了解古猿类与人类之间的关系。所以这个问题在国际上仍然争论激烈。

据考证,类人猿有四种:猩猩、大猩猩、黑猩猩与长臂猿。根据对猩猩的形态学、生理学研究,一解认为非洲的黑猩猩(尤其是黑猩猩中较矮品种)比其他猿更接近于人类,因为它们的举动、行为在某些方面与人类更相像。因此,有些科学家把黑猩猩视为人类与现代非洲大猿的共同祖。

当然,这种观点仍有许多学者不同意。他们认为,类人猿与人类在某些特征上相似,但相似不等于相同,因此,只能称它们为人类的旁系亲属,而不是直系亲属。从分类学看,人类与类人猿属于"灵长目",但不属于同一"科",人类属"人科",类人猿属"猿科",两者相距较远。

那么,人类的直系祖先是谁呢?学者们有以下几种推测:

一是腊玛古猿。它生存在距今 1400 万年至 55800 万年前,身高 1 米多,脑容量约 300 毫升,能够直立行走,可能已有说话功能。而最有力的证据是它的牙齿与人类的很相近。但也有学者持不同意见。

二是南方古猿。有的古人类学家认为,南方古猿是人科早期成员,

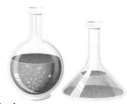

它的脑容量已达现代人的1/2或1/3。但也有人认为,南方古猿与"完全形成的人"是并存的,但它没有发展成为人,而只是人类旁系,并在100万年前就灭绝了。

三是远古海猿。这是近年提出的一种新奇看法。学者认为,人类直系祖先是生活在远古海洋中的一种早已灭迹的独特海猿。由于地壳变迁,海洋面积缩小,对海猿产生了巨大影响,使它逐渐适应了陆地的生活环境。

当然,以上都是推测,并非定论,到底谁是人类真正直系祖先,需要更有力的证据来证实。从现在化石资料来看,人类现有的人种类群大致形成了5万多年前的后期智人阶段。当时,温暖时期,人类数量加增,遍布各大洲。在不同的阳光、水土、食物等影响下,形成了不同的人种。一般认为,白种人是在欧洲和高加索地区形成的;黑色人种的诞生处在非洲撒哈拉大沙漠以南地区。黄色人种的"摇篮"在亚洲。南亚和大洋洲是棕色人种的故乡。

众说纷纭,莫衷一是,对错与否似乎已经显得不大紧要,紧要的是人类对自己自身起源的思索和探求将永远伴随时间的推移而满怀激情。

古人类遗址

化石是人类最真实的历史,一个简单的脚印可能就是人类全部历史的浓缩,在下面这些确凿的遗迹上,人类有望找到远古的钥匙。

1930年,美国贝利欧学院地质系主任保罗博士曾在肯塔基州的一处山上发现了10处40个完整的"人"脚印,其中有的脚印甚至存在于距今2.5亿年前的原生代沙石海岸的石炭纪沙石中,令人不解。

1968年6月1日,自称为"岩石狂"的赫克尔公司监察人梅斯特和妻子、两个女儿与朋友的家人到犹他州得尔塔西北约43英里的"羚羊

喷泉"度假时，发现了一些三叶虫化石，当梅斯特将化石敲开时，不由得大吃一惊，他发现岩石断面中央有一个"人"的脚印，在脚印中间踩着一个三叶虫。令人不解和好奇的是，这个"人"竟穿着凉鞋! 经过测量，这个右脚凉鞋印比现代人的鞋印大得多，长有 10.25 英寸，首端宽 3.5 英寸，后跟 3 英寸宽，后跟深度比前端深 1/8 英寸。

1988 年 8 月，犹他大学教授、地质学家柯克承认盐湖城公立学校的一位教育学家比特先生也曾在同一地区发现过两人踩着三叶虫的"凉鞋印"。柯克说："这些标本是那么明确，令人无法怀疑，这实在是对传统地质学的严重挑战。"

读过达尔文进化论的人都知道，人是由哺乳类、灵长类进化而来的。在现代进化论的观念中，猿人是在 100 万年前开始站立起来的，可是，三叶虫却是 5 亿年前的低等生物，在那时，别说猿人了，就是猴子、熊等一些动物都没有产生呢，何来的"人"呢?

16 世纪时，秘鲁的西班牙总督弗朗西斯科·德·托列多在他的办公室中放着一块从里边露出一根 18 厘米长铁钉的岩石，而这块岩石是从附近一个采石场采出来的。正因为它"来历不明"，而被西班牙总督所看重。

1844 年，人们在采石场的坚硬岩石中也发现了一块岩石中有一根 3 厘米长的铁钉，不过它已经生锈了。

1851 年，在美国多尔切斯特附近，人们在岩石中发现了一件更奇特的东西。据当时的《美国科学文摘》报道说："在几天前，多尔切斯特附近进行的一次巨大爆炸中，人们从岩石碎屑中捡到了两块折断的金属碎片。本来这是一个被一分为二的整体，当把它们合拢后，可以发现这是一个钟形器皿，它高 4 厘米，宽 16.5 厘米，壁厚 0.3 厘米。令人惊讶的是，这是器皿外形像锌，或者是锌与银的合金。它的表面刻有 6 朵花，花蕊中均嵌有纯银，底部雕有藤蔓和花环图案，同样都以纯银镶嵌，做工

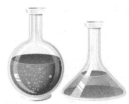

极为出色,精美绝伦,令人赞叹不已。更令人不解的是,此物竟出自爆炸前的 15 英尺深的岩石中。

1852 年 12 月,在格拉斯哥矿井中竟开采出来一个嵌有奇特铁器的大煤块。

1885 年 11 月 1 日,在奥地利沃尔福斯贝格,一位工人在敲打坚硬的褐煤时,从里边滚出一个闪闪发光的东西,它似一个平行六面体的金属物,体积是 6.7 厘米×6.2 厘米× 4.7 厘米。它两面隆起,四周环贯以深槽,形状规则。从其表面看,就像一个很古怪的鼻烟壶,它很显然是经过智能生物用双手加工过的。后来,维也纳有一家有名望的报纸报道了此事,引起了科学家们的注意。经过考查证实,发现此物的煤层属地球第三纪时期,而这时地球的文明远远没诞生呢。科学家把这个物体命名为"沃尔福斯贝格六面体"。

实际上,早在 1880 年,美国科罗拉多州的一个农民上山挖到一块煤炭,当他把煤炭凿开时,发现里边有一枚铁铸嵌环。后来据考证,这块藏有嵌环的煤块是从地下 45 米处挖出来的,而这个煤矿区的成煤年代距今大约有 7000 万年。而科学家们一直认为,7000 万年前,人类还没出现呢。

以上的现象说明了什么?是不是说人类在地球上早已存在的几百万年了?这个一直令人类迷惑不解的谜,依然使人类迷惑着。

起源假说种种

面对神秘莫测的人类,人们提出了各种假说与设想,在这些骤然擦亮的火光面前,人类有望发现最初的足迹吗?人与猿同祖?地球上一切生物中,只有人唯一能用背睡觉的。这也证明了人是与众不同的。

可是,人与猿也有许多方面相似,如外形、习性、生理上的结构,甚

至在染色体上的基因也很接近。所不同的是,人类无动物的长毛,有思维、能制造工具等。

一般人都知道,用手指抓黑板或用饭勺刮锅底,会发出一种令人毛骨悚然的刺耳声。美国伊利诺斯州埃文斯顿大学研究小组应用最先进的分析技术分析了这一声音。发现它与人类在进化为人之前的记忆有关。实验表明,90%以上的人听到这种声音,不是出于条件反射,而是出于本能对它感到厌恶,这种反应与人在自然界中遇到让人厌恶的事所作出的反应是相同的。

研究人员把这种声音以及用竹耙子耙石棉瓦房顶时发出的声音都作了音响,并取下"声纹"。再把这"声纹"与亚洲猿猴遇到危险时,向同伴发信号的叫声"声纹"作一比较,结果却是出人意料的一样。研究人员因此而认为,抓黑板、刮锅底的响声会使人记起人类远古祖先的叫声,会让人不由得毛骨悚然。这说明现代人的大脑里,至今仍保存着猿人时代的记忆。

在我国古代传说中,也可以寻找到有关猿人的故事。可是人起源于猿的假说在某种程度上得到了证明。

球外生命存在吗?我们是这个宇宙的唯一主宰吗?遥远的宇宙深处,有注视我们的眼睛吗?不久的将来,会有球外生命与人类共鸣吗?

于是,人类生命起源于外星的假说应运而生。

毫无疑问,类似地球的行星是存在的,有类似的混合大气,有类似的引力,有类似的植物,甚至可能有类似的动物。然而,其他的行星非要有类似地球的条件才能维持生命吗?

实际上,生命只能在类似地球的行星上存在和发展的假设是站不住脚的。以往人们认为放射性很强的水中是不会有任何微生物的。但是实际上有几种细菌可以在核反应堆周围足以致死的水中存活。有两位

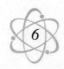

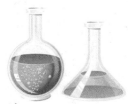

科学家把一种蟓在100℃的高温下烤了几个小时后,马上放进液氦中(液氦的温度低得和太空中一样)。经过强辐射后,他们把这些试验品再次放回到正常的生活环境中。这些昆虫又恢复了活力,并且繁殖出了完全"健康"的后代。

这无非是举了个极端的例子。也许我们的后代将会在宇宙中发现连做梦也没有想到过的各种生命。也会发现我们在宇宙中不是唯一的、也不是历史最悠久的智慧生物。

地球外的茫茫宇宙中,究竟有没有生命?究竟有没有类似地球人甚至更文明的高级外星人?随着空间科学技术的不断发展,这个富有神话色彩的猜测,越来越激励着人们的心。对这个亘古未解之谜,尽管目前众说纷纭,莫衷一是,但原来持否定态度的权威人士,越来越多地转向了可能存在的这一边。最近,日本著名的宇航教授佐贯亦男与地外生命学专家大岛太郎,发表了有关地外生命的对话,论点新颖,妙趣横生。

科学家能够提出地球外有生命,甚至推测存在比我们更聪明的外星人,是很了不起的。因为有些人会用地球上生命形成与存在的传统理论来衡量外星球,忘却了他们之间的在地理条件和自然环境上的不同。

科学家希勒教授在实验室里创造了一种与地球环境截然不同的木星环境,在这样的环境条件下成功地培养了细菌与螨类,从而证明生命并不是地球的"专利品"。我们地球上的所有生物也不是按照同一个模式生活的。氧是生物进行新陈代谢的重要条件,但是有一种厌氧细菌,就不需要氧,有了一定的氧反而会中毒死亡。高温可以消毒,会使生命死亡,但海底有一种栖息在140℃条件下的细菌,温度不高反而会死亡。据估计,地球上不遵守生命理论而存在的生物有几千种,只是我们没有全部发现而已。

于是,在生命理论的研究领域中,行星生物学应运而生了。它主要研究地外各种行星的自然条件,是否存在适宜于这些环境条件的生物,地球生物是否可以移居到地外行星上去以及发现行星生物的新方法。因为生物往往具有一种隐蔽的本能,即使存在也不一定能轻易发现。例如地球空间中存在着许多微生物,但又有谁能用眼睛去发现它们呢?目前,对火星、金星、木星等的探查工作刚刚开始,断言这些星上不存在任何生命,似乎为时过早。

随着人类对自然界认识的深化及当代科学技术飞速发展,人们提出在地球以外的星体上存在生命甚至高级文明社会的问题不足为怪。科学家们为好奇心所驱使极力想探索出个究竟来,于是在20多年前就产生了寻找"地外文明"的科学方向。

关于在地球以外广大的宇宙中是否有智慧生命的问题上,科学家们分成了两大派。一派人说,既然我们人类居住的地球是个最普通的行星,那么有智慧的生命就应当广泛地存在和传播在宇宙中。另一派却说,尽管生命可能在宇宙中广为存在和传播,但能使单细胞有机体转变成人的进化过程所需的特定环境出现的可能性是极小的,因此在地球外存在智慧生命就不大可能了。就科学的发展来看,这样的争论是正常的、有益的,而且会推动对"地外文明"的探索。

外星人的传闻日益增多,不管男女老幼对此都感兴趣。但是除了我们地球的人类之外,其他天体上到底有无类似人的生命,这件事已成为当代科学的第一大谜。

人是不是外星人的实验品?面对美丽的星空人们产生越来越多的疑问,人是不是外星人的产物?

一位来自北大西洋公约组织的科学家马莱斯提出了一个新见解,他认为人类的始祖来自外星球。

大约在6.5万年前,一批有着高度智慧和科技知识的外星球人来到

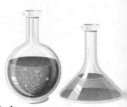

了地球,他们发现地球的环境十分适宜他们居住,但是,由于他们没有带充分的设施来应付地球的地心吸引力,所以改变初衷,决定创造一种新的人种,这种新人种是由外星人跟地球猿人的结合而产生的。

当时地球十分原始,最高等的生物只是猿人,尚未发现火种。外星人选择具有高智力和精力充沛的雌性猿人作为对象,设法使她们受孕,结果便产生了今天的人类。

马莱斯提出了证据,他对最近在圣地亚哥发现的一个5万年前的头骨的研究结果表明,后者的智慧远远高于今天的人类,从而推断他就是当时来到地球的外星人之一。

马莱斯认为目前唯一的问题是找出他们来自哪个星球。他指出,安第斯山脉的巨型图案,有可能是外太空船降落地球的基地。

当然,马莱斯的新论断还有待论证,我们姑且拭目以待。

据美国《世界新闻周刊》报道:在墨西哥一个孤独的村庄里,发现了一个不可思议的狼人人种。科学家们闻讯后大为震惊,吵吵嚷嚷地要对这个奇异的种族进行研究。

狼人除了全身上下(包括脸部)都覆盖着黑色的卷毛以外,各方面看都像人。

专家们不能明确地解释这些狼人是怎样形成的。但在关于他们来源理论中,也包括了这样一种可能性,即他们是外星人的后裔!

他们共有十五六名儿童和一名成人共同生活在扎卡铁斯州的劳列托村里。他们都是一个名叫玛丽亚·露伊莎·迪亚兹的老妇人的子孙。孩子们绝顶聪明,但是,有关他们的情况却知道不多。这些狼人都是贫苦的农民,他们不喜欢抛头露面。

科学家们研究了遍体长毛的孩子,不少人因而得出结论说,他们的情况是遗传的。狼人家庭里的孩子,并不都有这种情况,但即使那些看

来正常的孩子,也可以在下一代中生出有毛的后代。

另一些看到过狼孩的人认为,他们可能真是一个新的种族,由来自另一个行星的父亲繁衍下来。

支持这种理论的事实是,玛丽亚·露伊莎·迪亚兹对自己的身世一无所知。

近年来,欧洲有科学家经过研究认为,人是由外星高级生命和地球的猿类相合而生的。无独有偶,中国特异功能者张维禅先生也提出高级生命和地球上母猿相合生人的说法。当然,在这方面进一步的深入研究有待于各学科专家的通力合作。

此外关于神话中"处女生殖"现象也对人的起源颇具探讨意义。

在各民族早期的英雄神话中,英雄或者圣人常常表现为处女所生,这是一个比较普遍的现象。就我国古代神话来看,这方面的材料也不少。如《太平御览》中保存有一种古老的传说,书中记载了禹的母亲"见流星贯昴,梦接意感"而后又"吞神珠"生下了禹。关于黄帝的记载也是如此,《初学记》说,黄帝的母亲"见大雷绕北斗,枢星光照郊野"然后"感而孕"。对于诸如此类的神话记载,古人有一个重要的结论性观点,那就是先秦典籍《春秋公羊传》所说的:"圣人皆无父,感天而生。"

由上所述,我们可以这样推论人类的起源,最初的人类根本就没有今天我们所认为的那种"人类父亲"。人类的"父亲"一直可认作神。而所谓的"母系"实际上就是地上的母猿。这种假说能否站住脚就有待于进一步的论证了。

来自于海底?最近,英国人类学家哈代提出了一个新观点:人类起源于大海。

人们过去一直认为,人类的远祖古猿是生活在热带森林里的。而科学家们发现,距今 400 万至 8 亿万年是一般化石资料的空白时期;因

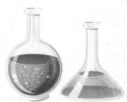

此，古人类学家无法确切地描绘这一时期人类祖先的模样。为了揭开这个谜。哈代在研究中发现，所有灵长类动物体表都长有浓密的毛发，而唯独人类皮肤裸露；灵长类动物都没有皮下脂肪，而人类却有厚厚的皮下脂肪。人类不同于灵长类动物的"特征"为什么都存在于海豹、海豚等海洋哺乳动物的身上呢？

哈代还发现，人类在潜水时也会和水生物一样，产生相似的潜水反应；肌肉收缩，动脉血流减少，呼吸暂停，心跳也变得较为缓慢。而且，人类屏息潜水时间远远超过其他陆生动物。哈代认为，如果人类祖先不曾生活在大海之中，人类怎能获得这样高超的潜水本领呢？因此，他提出化石空白时期的人类不是生活在陆地，而是生活在海洋中。

古学家在两万年前原始人的遗骨上发现了原始宗教仪式的遗迹，说明在数万年前就发现有灵魂思想的产生，而这又是一个年轻的问题，现代西方有一大批学者正致力于灵学的研究，社会上也常常能看到灵魂学与现代科学盲目撞击的火花，为神与人之间蒙上一层神秘的色彩！

灵魂的有无是宗教与现代科学之间的分界线。中世纪科学兴起之初，曾与宗教对此问题有过相当长的争论时期，最终科学战胜了宗教，将古老灵魂观念赶出了神圣的殿堂。

科学之所以最终能战胜宗教，其根本的原因还在于宗教不具备现代科学所谓的实证性，这和与大自然搏战了几万年的人类的思维模式是不相符的。比如说，目前全世界尚无一例没有异议、可证实的灵魂试验，现代科学随时都会理直气壮地质问：灵魂是什么样的？谁能抓住一个灵魂让大家参观一下？于是，宗教就像泄了气的皮球。

但是，如果认为科学会一劳永逸地打倒了宗教灵魂观念，那也是错误的。虽然宗教及相应的研究没能证实灵魂的存在，但现代科学同样拿不出令人信服的铁证证明灵魂不存在。由于各国、各地区的生产方式很

不平衡，我们相信，地球上相信灵魂存在的人远多于否认灵魂存在的人，即使在科学技术十分普及时。因此，科学与灵魂之争的道路还很漫长，我们时常听到周围的人在问：人真的有灵魂吗？这本身就是对灵魂之谜的一个回答。

简单地回答灵魂的"有"或"无"是毫无意义的，这个横亘在人们心头几千年的疑问，看来在短时期内还不会有一个十分确切的答案。痛苦地碰撞与磨合正等待着后人。但是，人们也似乎感觉到，这个问题解决与否与人类的最终命运是相关的，也与人们迫切的文化回归愿望相关。

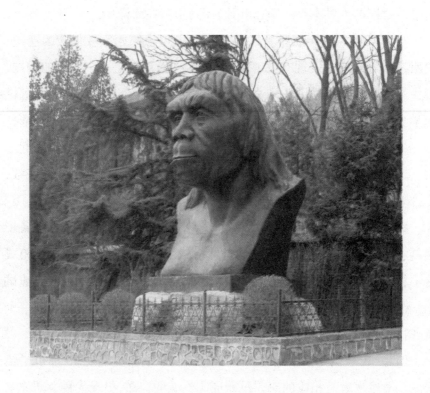

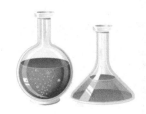

地球人与外星球

这些年来，一系列发现又重新唤起了人们对生命天外来源说的热情。首先是人们注意到，地球上的生命尽管种类庞杂，但它们却具有一个模式，具有相似的细胞结构，都由同样的核酸组成遗传物质，由蛋白质构成活体。这就使人不能不问，如果生命果真是在地球上由无机物进化而来，为什么不会产生多种的生命模式呢？其次，还有人注意到，稀有金属钼在地球生命的生理活动中，具有重要的作用。然而钼在地壳上的含量却很低，仅为 0.0002%，这也使人不禁要问，为什么一个如此稀少的元素会对生命具有如此重要的意义？会不会地球上的生命本源于富钼的其他天体里？第三，人们还不断地从天外坠落的陨石中发现有起源于星际空间的有机物，其中包括构成地球生命的全部基本要素。与此同时，人们也发现在宇宙的许多地方存在着有机分子云。这使许多人深信，生命绝不仅仅为地球所垄断。再者，一些人还注意到，地球上有些传染病，如流行性感冒，常周期性地在全球蔓延。而其蔓延周期竟与某些彗星的回归周期吻合。于是这使他们有理由怀疑，会不会有些传染疫苗来自彗星？如是，则人就是天外来客了。

有些人类学家则认为，今天的地球人类源于外星。为什么这么说呢？先看一些考古上的惊人发现——

1845 年，有个叫大卫·布鲁斯特的爵士向英国科学进步学会递交了一份报告。其中说，在英国北部的卡因古蒂石场，从一块花岗岩内发现了一枚钉子。经鉴定，这块花岗石至少有 6000 万年的历史。

1967 年 4 月 10 日，美国科罗拉多州左尔曼的洛奇矿山内传出一则新闻，在地下 120 米深的银矿脉中发现了人的遗骸和一个锤炼得极好的 10 厘米长的铜箭头。据测定，此地层当属几百万年前的。

20 世纪 80 年代末，奥地利也传出一则奇闻。有个煤矿工人在井下采矿时，挖出了一颗金属铆钉。这颗铆钉与现代铆钉相似，然而，它已在地下静静地躺了 400 万年。

1991 年，继北极发现五六千年前的古城遗址之后，又传出南极发现古城废墟的消息。《扬子晚报》的一则报道说：

瑞典的一支探险队声称，这座城市的建筑物大部分被积雪覆盖，隐藏在冰川后面，有的摩天大厦直插云霄，形状像金字塔，也有的呈圆柱体形。墙壁薄而坚固，没有加上绝缘体。测试结果显示，这座热带城市是约 3 万年前建造的。这些建筑物最大的特征是没有门，入口呈马蹄形，高约 6 米。科学家由此推测，这些特殊建筑物内的居民约有 3.6~4.2 米高。

1986 年夏天，在这里发生了一次地震，地震震裂了南极洲西部的一条大冰川。探险家们由此发现了隐藏在冰川后面的这座城市。他们运送推冰器到现场，继续推开冰雪发掘，已发掘出 4000 平方米的市区。估计还要许多年才能发掘出整个废墟。

在冰天雪地的南极，居然屹立过这么辉煌的城市！这座城市的主人来自何方，又到何处去了呢？这真是一个新神话！然而，考古学家们还发现了比这更奇妙的神话。

在我国山西蒲城县的尧山，过去曾有块金代县令马扬立的灵应观仙蜕崖碑。碑中记载了"仙蜕"（古人化石）发现的经过：

"皇统己巳秋（公元 1149 年），因增修灵应夫人殿，患其下基乾隅为巨石所局，不能宏大其势，遂命工凿其东西丈余，南北倍之，其高二寻。

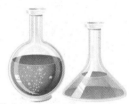

自七月庚辰朔,众工始兴,约以工旬为期。即剖石至中元日,自南而北以及丈余,上下亦及倍寻。偶于坚石中有小空隙,萝蔓根株,非草非木,若蛛网然,萦缠笼络中得枯骸一躯,印于石内,头颅、臂胫、肢体成具,石具相附,几若同体,中间小节,若微有朽化者一二矣。俯仰审视,其石之脉理与崖壁之四旁,上下皆顽然黝黑,方凝结坚贞,略无凿刻之迹,亦无断折之痕,特异于寻常之石,可盘错打磨,遽能破碎者。群工与从役者杂称称异。董事者乃置其骨干西麓之壤,欲遽葬之。异日扬闻之而往,物色所凿之崖壁,周察其巨石之理脉与纵横,余石犹嵯峨裂缺,散乱于地,尚可吻合,与所说不诬。乃令石工复即旧崖,稍升于层岩之上,比初穴高丈余,以避殿之口也,别凿新穴,为小柏枢,裁方石以龛之。题其崖曰'仙蜕',庶俾后之人得以识其异事。然则,石中之骸,人耶?神耶?固不可得而知矣。

据专家考证,"仙蜕"崖地质上属奥陶纪沉积崖,崖龄已有4亿年左右。

1930年,有位科学家在美国肯塔基州发现了原生代砂石海岸遗留下来的人类脚印,共有10处。也就是说,这些脚印在地球上已留存了2.5亿年。后来,在20世纪60年代末期,比特和梅斯特又相继在其他州发现了三叶虫化石中的人类足迹。梅斯特回忆当时的情景说:"我将一片岩石敲开,像书片般扒开,吃惊地发现在一片石头上面有一个人类的脚印,中央处踩着三叶虫,另一片也是完整的脚印。"生物学家指出,三叶虫是寒武纪的小动物。而寒武纪距今已有5亿年。

1972年6月,法国一个厂家发现加蓬奥克洛铀矿石中U-235的含量明显偏低,有的甚至低于90%。这是为什么?后来,科学家不但在矿石中找到了U-235的"灰烬"(裂变后的产物),而且在矿区发现了一个古老而又非常完整的核反应堆。这个铀矿形成于20亿年前,而核反应堆在成矿后不久便启用了。虽然其输出功率只有10千瓦到100千瓦,但

运转时间长达 50 万年。

20 世纪 80 年代,一天,南非的某金矿里,一群矿工像往常那样在专心致志地挖掘矿石。忽然有人在矿石中发现了金属球。伙伴们闻讯都来看,一起帮助挖,共挖出几百个。这些金属球模样相同,顶端和底部都是平的,中间有三条镌刻完整的槽线。其中有一只金属球,能自动地在它的轴线上旋转。据地质学家说,从发现地点看,这些金属球当是 20 亿年前的遗物。它们是谁制造的?怎么会进入到这么深的金矿脉中去的呢?其中一个球又怎么会自动旋转呢?

历史教科书告诉我们,在 3 万年前,地球上的人类都还住在天然的山洞里,哪有建造超越现代城市的能力呢?在几百万年前,人类还刚刚迈进猿人的门槛,至多只能打制一些粗糙的石器,哪有冶炼制作金、银、铜、铁和合金制品的技艺呢?在六七千万年前,按照生物学家的说法,那是恐龙的时代,连猿人都还未产生呢?哪里还会有人的足迹和金属制品呢?20 亿年前,地球上甭说始祖鸟,就连植物也只有低等的蓝藻而已! 那么,反应堆建造者和金属球制造者会是谁呢?

因此,有人认为,必定有外星人存在。而且,外星人自古至今一直在地球上活动。另外,根据各地数不清的天神造人、变人的神话传说,现代人类是外星人的后裔。这似乎是十分荒唐的推测,然而,人类学家的各种研究活动有力地支持了这种"出格"的结论。

科学家们找到了外星人存在并在地球上活动的直接证据。1988 年,瑞典有家报纸报道说:

1987 年 4 月,温斯罗夫与另外 6 名科学家前往非洲考察风土人情时,意外地发现了一个外星人后代居住的部落。它在扎伊尔东部的原始森林内,几乎与世隔绝。开始,他们受到了冷遇和敌视,经过努力,外星人终于接待了他们。并领他们参观了当年乘坐的飞船———艘银色的

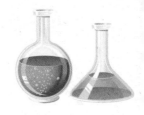

半月形的已锈迹斑斑的飞船残骸。

据温斯罗夫说,这批外星人当年有 25 人,他们是为了躲避火星上流行的病毒于 1812 年移居地球的。在地球上生活时,先后有 22 人相继死去,但经过繁衍已有后代 50 人。这些外星人及其后代皮肤黧黑,眼睛为白色,但没有眼珠。他们相互间说的是非洲土语,但与科学家们交流时却用流利的英语及瑞典语。

这些火星人及其后代,对圆的图形特别欣赏。他们居住的房屋、屋内的摆设、使用的工具、佩戴的饰品大都呈圆形。他们至今仍珍藏着太阳系和火星的详细图,并掌握着宇宙航行知识,不过,他们已没有任何工具可能返回火星。

当结束对这个部落的采访时,火星人及其后代再三表示,希望地球人不要干预他们的生活,只要没有外人骚扰,他们将永远在地球上生活下去。

1991 年,俄国《工人论坛报》报道:

1950 年 3 月 28 日,有 3 架飞碟在法国东南部小城迪湟市着陆。这 3 架飞碟把一支 4 男 2 女组成的"外星探险队"送到了地球上。这 6 名外星人自称是犹摩星球人,他们的祖籍星球叫"犹摩行星",距离地球 15 光年远。他们登陆地球的使命是:融合于地球人中间,进而充当研究人类的犹摩星球"密探"。与此同时,这些登陆地球的犹摩星球人还借助邮政手段同世界一些国家的科学家进行接触,用法文、西班牙文、英文乃至俄文给他们写信。

1997 年初,《韩国日报》报道:

最近,有报道说,在以色列北部农村阿长地区发现了一具外星生物体。

据称,在最初发现时,生物体有胳膊、腿、眼睛,但没有耳朵。待警方赶到时,该生物体随着几次爆炸声而被破坏,仅剩下残骸。

这个生物体长约 5 厘米,属解体的一部分,并从内部向外流出类似磷光的物质。目前,残骸已被送入实验室,分析和研究仍在进行中。有些人类学家还发现了外星人对地球人进行的同化实验,证实了现代人类身上的外星祖先遗传特征。

1988 年,法国人类学家诺贝德博士在巴黎的一次记者招待会上宣布说,在 8000 年前,外星人同地球人的祖先进行了交配,至今约有一半人类是外星人后裔。这些人"眼睛的颜色、脚的大小以至睡眠和思考的方式,均受外星人祖先的影响。只要你知道这些特征,便很容易分辨出谁是外星人的后裔。"那么,特征有哪些呢?眼珠通常是绿色或淡褐色,面容通常优美,坐骨较宽,女性乳房较小,脚趾较常人长,手和手指修长,指甲较脆,头发金色或红色,体型较为单薄,骨头较为嫩弱。在思想行为上,反应敏捷,理解力好,独立性强,多是梦想家。

这种奇谈怪论,竟然也得到不少科学家的赞同。联邦德国考古学家格拉夫作证说:"人类的思考能力大约在 8000 年前突飞猛进,同时,人类的外貌也在约同一时期变得细小。这种突变,不是缓慢的进化过程能做得到的。"

20 世纪末期,在巴西的原始森林中,探险家们曾发现了 600 多个被外星人劫去做实验的人(男女老少都有)。许多被劫持过的人声称,外星人对他们的身体各部分进行了仔细地检查,有些人的皮肤、头发、血液等被拿去做标本,有些人在体内还埋下了微型实验装置。

有些外星人甚至直接同地球人性交,进行混血实验。矢追纯一在《外星人的秘密》一书第七章中说,巴西达米拉索市警备保险公司警卫安东尼奥·菲列依拉·卡尔洛斯,就曾被逼与一个红发女性外星人交配,生下一个男孩取名阿塞莉亚。当地报纸对此事进行过报道。

当然,更令人不可思议的是 1991 年塔斯社的一则报道:

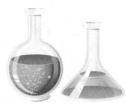

1991 年 7 月 25 日，人类首名太空受孕的婴儿顺利诞生。奇怪的是，这个"太空婴儿"的怀孕期只有 9 个星期，较正常情况快几倍，而又头颅特大，智慧奇高。据说该婴儿在一个月已懂得仰卧起坐，转身及说简单句子，除肺部发育稍不完全外，一切非常健康。

更奇怪的是，孩子的母亲，女宇航员泰莉斯科娃根本不知道自己从何受孕，她与另外 4 名女宇航员环绕地球飞行两个月后，都发现自己怀上了身孕，但其中 4 人决定打胎或流产，只有泰莉斯科娃顺利生产。

一名专门负责此事的专家称，由于身孕的源头是个谜，看到婴儿的人类模样，大家总算松了一口气。

泰莉斯科娃的宇航船 1991 年 4 月 8 日升空，7 月 14 日返回地球。在飞行期间，5 名女宇航员都表示曾有阵阵暖意及快感，这或许与受孕有关。

在太空，在密封的宇航器里，人类男性是无法接触她们的，唯一可能的只有比人类先进得多的外星人。外星人与人类女性(或男性)性交生孩子显然是一种改造同化人类的实验。

在此，也使人联想起了欧洲的一群"外星后裔"。他们来自各地，但具有相似的外貌：尖尖的下巴，阔大的嘴唇，翘起的鼻子，且都智商极高，精力充沛，活泼好动，喜欢捉弄人。近年来，他们加强横向联系，多次在英国湖区集合，公然向社会各界宣布，他们是来自银河系之外的外星人的后裔，作为外星人与地球人的媒介，任务之一是当外星人再度来临时，不要再发生不愉快的事件。言之凿凿，令人不能不信。

由上可知，说人类源于外星不是空穴来风，也不是"几个神经不正常的人虚构"。

人类如何才直立行走

人类是自然界中唯一能够直立的动物。在广大的自然王国中，没有一种动物能够像人类那样直起腰板，挺起胸膛，抬起头来，没有一种动物能够昂首阔步地行走。就是人类的近亲黑猩猩、大猩猩、类人猿也只是偶尔地直立行走，而且还是佝偻着背，弯着腰，并且只是危险来临或争斗时才这样半直立行走。其他高级的哺乳动物，无论是食肉类还是食草类，都是四肢着地，头颅在前，低着脑袋，双眼向下。

人类的直立是非常早的。1978 年，人类学家玛丽在坦桑尼亚北部地区发现了几个珍贵的足迹。他们产生于 400 万年以前。当时，由于非洲大峡谷的桑迪曼火山突然喷发，又下了一阵小雨，几个人类祖先在经过时留下了具有历史意义的足迹。从足迹看，他们已经能够直立行走。1924 年，南非人类学家达特在南非发现的早期的人类祖先南方古猿，尽管其头颅还非常原始，但是脚和腿却比较进步，已经具有了直立的能力，他们的大腿骨，与现代人类相差并不大。1902 年，荷兰人类学家杜布娃发现爪哇猿人的化石，推断爪哇猿人能够直立行走。但因为直立的脚和原始的脑袋之间的巨大反差而遭到种种反对意见，气得杜布娃把猿人化石锁在箱子里，谁也不让看。1929 年，北京猿人洞中发现著名的北京猿人，他们的大腿骨已经很进步，而头骨低平，人类学家不能理解头骨和腿骨的这种不协调，就认为这里生活着两种不同的猿人，一种是进步的猿人，直立行走的脚是他们的代表；另一种是落后的猿人，低平的

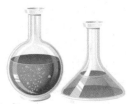

头骨是他们的代表。人类为什么会直立？这个人类学上的重要问题，有很多种假说。

一种是劳动说，或者称之为使用工具说。这种理论认为，人类祖先为了弥补体质上的不足，必须使用工具，必须解放双手；而双手的解放必须手足分工，手从行走功能中解放出来，直立有利于手的解放，以直立方式行走的类人猿在生存斗争中处于比较优越的地位，因此，这种行为方式被大自然选择了下来。同时，使用工具又促进了直立行走姿势的确立。但是，对于这种理论，有些人类学家认为尚未得到化石证据的证明。在埃塞俄比亚阿尔法地区发现了最早的人类祖先化石"露茜"，却没有发现其使用的工具或狩猎的化石证据。因此，这个理论，人类学界认为还只是一个假设。

另一个理论是美国肯特州立大学人类学家欧文·洛夫乔伊提出的携带说。认为人类祖先经常过着迁移性的生活，男性成员经常出去狩猎，寻找食物。他们的配偶也要经常地带着子女、携带食物进行迁移。女性成员迁移时要抱着孩子，带着食物，携带的能力越强，带的子女越多，食物越多，生存的机会就越大，自然选择中就越成功，就能有更多的后代。而四足着地的行走方式不利于携带食物和子女。直立行走可以用手抱孩子，可以用背背食物，在生存斗争中占有较大的优势，因此这种行为方式就被大自然选择了下来。

英国人类学家皮特·惠勒则提出了生理因素说。认为人类祖先生活在热带地区的开阔林地，那里阳光终年直射；光线强烈，气温很高。气温过高会影响大脑的功能，而直立行走的方式有利于防止高温对人体的损害，有利于保护大脑。第一，直立方式可以大大减少阳光照射在身上的面积，身体吸收的热量就大大减少。惠勒做了直立姿势和四足行走姿势接受阳光的比较研究。他发现，在中午，直立方式比四肢着地方式接受阳光的面积减少 60%，也就是说，直立方式少吸收 60% 的太阳光热量。第二，直立方式也有利于散发热量。在接近地面的地方，因为地面和地表植被对气流有阻滞作用，大气的流动比较缓慢。风大空气就流通，热量就容易散发。直立以后，身体与地面拉大了距离，上半身远远高出于地面，身体周围的空气流速较快，就比较容易散发热量。第三，热带草原地区的地面长满了植物。由于植物的蒸发作用，近地面空间的空气比较湿润。人体水分的排泄与空气中的湿度有很大的关系。空气湿度大，动物身上的汗水就不易蒸发，热量散失就慢。越是干燥的地方蒸发越快，越是潮湿的地方，蒸发越慢。四肢着地的动物由于比较接近地面，它们的汗水不易挥发，而直立则比较容易散发。

直立行走使人的头长在了身体的上方，使紧固在头颅上保持头颅稳定的肌肉减少，从而有利于大脑的发展；直立使人能够眼观四方，不再只望着地面，扩大了感觉器官接收的信息量，使大脑得到丰富的信息营养，迅速地发达起来；直立也促进了手的解放，使手越来越灵巧有力，为它进一步的发展创造了有利的条件。所以，恩格斯认为直立是从猿到人过程中的具有决定意义的一步。

当然，事物有一利必有一弊。直立虽有不少好处，但又容易暴露自己，被食肉动物所发现。直立也使虚弱的下腹部暴露在敌人面前，容易受到攻击。直立也使跑动的速度慢了下来。四足行走的黑猩猩、狒狒的奔跑速度比人类快 30%~40%。由于人类的直立行走姿势在进化上年代不够久远，进化还不够完善，也带来了一些新的问题。四足类动物的脊椎是拱形结构，而人类直立以后的脊椎是 S 形结构。从力学角度看，拱形结构比较稳定，S 形结构需要强大的肌肉帮助固定。人类中间经常发生的骶棘肌痉挛、腰痛等疾病，可能与直立后提高了肌肉的固定功能有关。人类直立后，也引起了骨盆的变化，使原来的产道系统发生了改变，

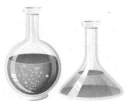

人类生育孩子会有长时间的阵痛,人类的难产率比较高,这可能也是直立所引起的新问题。这些问题,只能通过进化过程使各个器官进一步调适。进化不会达到尽善尽美的地步,进化常常要付出一定的代价。直立就是一个很好的例子。

人类祖先究竟为什么直立?解开这个谜还有待于进一步的考古发现。

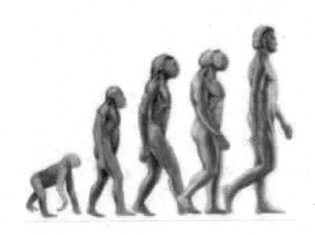

人类身体的构造与疾病

　　我们体内的心脏、肺与肝脏等数量不少的脏器，为了维持生命而努力地工作着。这些系统一旦失常，就会让我们感受到胃痛或者呼吸困难、头痛等疾病。我们从疾病这个观点来了解各种脏器，说明身体的基本构造，同时对疾病的症状和原因、临床治疗新知、预防方法等作简单明了的解说。

脑

　　人类的脑以其 1200 至 1500 克左右的重量在主宰精神活动的同时，又扮演了通过自律神经和激素来维持生命的角色。若从外侧看脑，可看到大脑和小脑膨大于背侧，除此之外，被隐藏着的部分称为"脑干"。大脑表面的皮质以凹沟或是突起来增加表面积。在大脑中有固定区域负责承担视觉、听觉或运动指令等角色，在它们之间则有专责高度精神活动的联合区广为分布。

　　在小脑的表面也有许多细沟纵横，拓展了皮质的表面积。小脑通过内耳所负责的平衡感觉来调节眼球的动作，或者与大脑和脊髓作连接以便调节运动或姿势。位于大脑基部的间脑分为视丘与下视丘。视丘负责将脊髓等传来的感觉信息传递给大脑，调整大脑的运动指令。下视丘是自主与感情的中枢，负责调节脑下垂体的激素分泌。

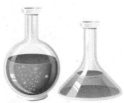

位于间脑以下的脑干分成中脑、桥脑、延脑，能够调节对维持生命很重要的自律机能。

脑既维持生命，又负责语言机能的控制及精神活动。具有多种重要作用的脑部若患病，便会对人的生存造成威胁。从 1951 年到 1980 年，日本人死因的第一位一直是脑中风。其后虽然因为日常饮食的改善以及医疗的进步而使死亡率逐渐降低，但仍居日本人死亡原因的前 3 名。此外，脑瘤作为脑部的主要疾病之一，在日本每年会袭击 1.5 万人。

血液负责向脑输送能量来源——葡萄糖与氧气。脑是需要大量血液的器官，从心脏送出的血液有 20% 都会流到这里。脑部主要疾病脑中风是脑血管障碍的总称，可分成在颅骨内出血的颅内出血，以及堵塞住脑动脉的脑梗塞。颅内出血又根据发生出血的部位不同再细分为脑出血与蜘蛛膜下腔出血。脑梗塞根据血管的堵塞方式，主要可分为脑血栓和脑塞栓两大类。脑瘤是因为通过血液而将其他器官的癌细胞搬运到脑所致，这种转移性脑瘤约占脑瘤发生率的 33%。

虽然因脑中风而死亡的人数有减少的趋势，但患者人数却在增加之中。这是因为医学进步使脑中风死亡的人数减少，但也因高龄化而使血管变弱的人数增加，导致脑中风人数增加所致。

在从前只要发作一次脑中风就可能丧命，但是现在却变为可治疗的疾病。例如动脉瘤是使用导管将白金线圈经胸部血管送至瘤中，然后进行将此白金与动脉瘤内的血液成分固定的治疗法等。

脑中风只要有过一次发作就很难完全恢复，因此平时的预防很重要。正常人若稍有一点征候或者年龄到 40 岁以后，就应该接受脑的健康检查，以便把握住自己的健康状态。脑中风是一项日常生活中关注程度越高，则发生率越低的疾病。

脑瘤以早期发现、摘除肿瘤为基本原则。从前一直都以手术会对正

常组织造成影响为由，而将位于脑部深处或是在血管周边的肿瘤切除手术视为难题，如今一种称为"伽玛刀"的尖端治疗法，或者"电子成像局部放射线治疗装置"，都让它的治疗成为可能。

心 脏

心脏是一个重量约为200至300克的袋子，它不休息地重复搏动，将血液送至全身的血管。1次心搏出量约为80毫升，每1分钟搏动70次左右则约有5.5升，以此推算，一天就大约搏出8000升的血液。

为了能调节心搏出量，有三项构造控制调节机能。第一个构造是心脏本身所具备的性质。心脏在血液大量流回时就会自动增加搏出量，这是因为心肌细胞具有越被拉长，其收缩力就越强的性质。

第二个构造则为自律神经的刺激。在心脏分布着"交感神经"和"副交感神经"，二者不停地刺激心脏，而根据其刺激强度的改变，就能够调节心搏数和心肌的收缩能力。

第三个构造是由内分泌腺所分泌出的激素所形成的。激素也和交感神经一样具有调节心搏的作用，当甲状腺激素分泌异常多的时候，心搏就会受到影响而变快。

以下来探讨在与癌以及脑中风并列为日本人三大疾病之一的心脏病中，症状较轻微的狭心症和症状较严重的心肌梗塞。心肌梗塞的特征为在胸部的中央突然有被绞住或是被压迫住的感觉，这种疼痛至少会持续15分钟到数小时，甚至一整天。与暂时性血液流量减少造成的狭心症不同，疼痛会持续下去。发生狭心症时只要保持安静，多数情况下不久就能逐渐恢复，但是心肌梗塞在1次发作中，大概每4个人之中就有1个人会死亡。

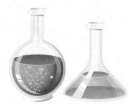

像狭心症或者心肌梗塞等心脏病，以供给能源给心脏的冠状动脉堵塞为原因的情况居多。造成冠状动脉血管壁堵塞的元凶，就是被称为"血栓"的血液凝块。

一般来说，血栓堵塞的起因是动脉壁因高血压或者高胆固醇等原因而变窄所致。在变窄的场所受到被低密度脂蛋白的血中蛋白质侵入，而使动脉壁逐渐肥大、硬化。

以狭心症的治疗来说，首先让人想到的治疗法是将冠状动脉拓宽，使血液的流量变多，或者使用让心肌代谢变好的药物，等等。而为了防止血栓形成并造成心肌梗塞的危险，就得使用抗凝结药。一旦发现患了心肌梗塞，一定要分秒必争地尽早到设有 CCU(冠状动脉加护中心)的专门医院，进行将血栓溶解的处理。

改善从狭心症到心肌梗塞的症状的手术疗法，有称为"PTCA"(经皮冠状动脉形成术)的方法，这是在冠状动脉中插入附有气球的导管而将血管扩张的办法。在日本国内每年有 10 万个左右的病例使用这种治疗法。但是这种治疗法也有缺点，有 30%至 40%的患者在手术后 3 至 4 个月，又会再次形成血栓。于是现在就改成采用将称为"移植模"的金属制支撑物埋入冠状动脉中的方法，这种方法遇到的问题是如何克服移植模的排斥反应。

胃 肠

胃的形状相当奇怪，从与食道相接的贲门到与十二指肠相连的幽门为止，左侧大大的膨胀出来，此长而膨胀的部分称为"大弯"，而右侧短而塌陷的部分则称为"小弯"。实际上胃的形状是因人、因胃内含物的量而作改变的。

即使将胃切除也不会影响生命，但是会造成进食时无法吃下相当数量的食物而造成日常生活上的不便。胃所扮演的角色是暂时储存吃下的食物，然后一点一点地送往小肠中。因为在储存期间不能让食物腐坏，所以就有作为蛋白质分解酶的胃蛋白酶及胃酸来负责进行消毒与杀菌。能够在具有强酸性的胃液中存活的细菌几乎是不存在的，可是已经知道一种称作"胃幽门螺旋杆菌"的细菌能够侵入胃壁存活，最近发现它是形成胃溃疡等消化性疾病的主要原因，因而备受瞩目。

和欧美各国相比，日本人胃病的患病率较高。但近年来因为生活方式欧美化，使肠道疾病也急速增加。至于食道方面，食道癌的增加也是不容忽视的。

这几年发现胃病最主要的元凶是胃幽门螺旋杆菌。从前认为慢性胃炎或胃、十二指肠溃疡是因为精神紧张或胃酸过多引起的，但现在已经清楚地知道是因胃幽门螺旋杆菌感染所引起。溃疡的复发率因胃幽门螺旋杆菌灭菌药的根除治疗而明显下降，难治的溃疡也因灭菌药的使用而使治愈率明显升高了。

此外，胃幽门螺旋杆菌也被认为与胃癌有很密切的关系。日本人常见的胃癌以伴随着胃黏膜萎缩、肠皮化生(变成和小肠黏膜相同的构造)居多。这可能是因为胃幽门螺旋杆菌会诱导萎缩或者肠上皮化生，然后又与癌的发病有关所致。

在肠的疾病中，以大肠癌的增加特别引人注意，这是因为动物性脂肪摄取增加所致。溃疡性大肠炎、克隆氏病或不明原因的发炎性肠病患者也增加很多。

食道癌与烟、酒、过热饮食等刺激物的摄取有关。胃内含物逆流到食道中引发逆流性食道炎的病例也在增加。也有在发炎后使黏膜变性而后癌化的病例。

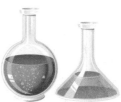

在食道炎或者胃炎、胃及十二指肠溃疡的治疗中,以使用第二型组胺拮抗剂或者质子泵抑制剂等抑制胃酸分泌的药剂为基础。若发生反复发作的情况,一定要检查有无胃幽门螺旋杆菌感染,若呈阳性的话,就必须施行灭菌根除治疗。

癌的治疗以外科手术摘除肿瘤为原则,若癌属早期,则有近100%的治愈率。特别是范围局限于黏膜内或者黏膜下层的癌、大小在2厘米以下没有转移到淋巴结的情况下,也有不作剖腹手术而仅以内窥镜进行治疗的可能性。

对于表面隆起的息肉状癌,则以钢丝套圈套于其上,然后通上高压电流加以电烧摘除。如果是表面平坦或者陷下去的癌,则在癌症病灶的黏膜下方注入生理盐水,使其鼓胀起来,然后再套上套圈将它烧除。以内窥镜治疗时,患者的负担轻,也可缩短住院时间。

患胃或肠的疾病时,会产生腹痛或者胃部不适、食欲不振等各种症状。仅从单一症状很难确定究竟是何种疾病,也有些癌症几乎完全没有自觉症状。所以平时就要定期接受健康检查,或者只要稍有一点可疑的症状就马上接受检查是很重要的。

肝　脏

肝脏是人体最大的脏器。普通的脏器只有动脉和静脉两根血管,但肝脏中却有3根血管出入。肝脏一边接受许多血液,一边在消化系统中担任很重要的角色。

肝脏的功能很广泛,特别重要的角色有两个:一个是将在肠中被吸收、再通过门静脉进入肝脏的养分中的葡萄糖转换为肝醣,或者制成血液中蛋白质的白蛋白,成为与营养有关的角色;另一个是担任将身体不

要的物质分解、排出到胆汁中，成为与排出有关的角色。胆汁的重要成分是胆红素，由红血球的血红素生成，如果不能顺利将它排出的话就会成为黄疸，造成全身变黄。

即使以外科手术切除一部分肝脏，或者因病使得一部分肝组织死亡，都可因肝细胞的增殖作用将原来的组织几乎完全再生出来。但若是重复发炎而造成伤害之后，就会失去肝细胞而使结缔组织的纤维增加，这就是所谓的"肝硬化"状态，此时肝脏的组织就无法恢复成原来的状态了。

以下探讨以病毒或日常饮食生活为主要原因的常见肝病。日本人经常患的肝病是由肝炎病毒所引起的，肝炎病毒中主要看通过血液感染的 B 型肝炎病毒和 C 型肝炎病毒，以及经口传染的 A 型肝炎病毒。除此之外，还有 D 型、E 型，等等，但是患病机率非常低。虽然肝炎一般是以上述病毒为原因而引起的居多，但是也有因酒精或者药品等所引起的肝炎。

肝炎是病毒侵入肝细胞中，而想要排除病毒的免疫细胞却破坏了肝组织而造成的结果。肝细胞被如此持续地破坏下去的状态称为"慢性肝炎"。慢性肝炎持续进展，在肝脏中形成纤维而后变硬，就成为"肝硬化"的状态，这个过程在大多数情况下是在没有自觉症状的过程中加重的。肝癌多数是从肝硬化演变而来。

不同于慢性肝炎的症状是急性的急性肝炎，或者过程非常激烈的猛爆性肝炎，这些会带来急剧的食欲降低以及疲劳、想吐，有时甚至还会产生意识障碍。

以"身体很虚"、"没有食欲"、"想吐"等为主，肝病还有各式各样的症状。随着病情加重，也会有像眼睛变黄、尿变成茶褐色(黄疸)，或者在食道或胃静脉处有瘤产生并且容易出血等症状。有时还会有腹部鼓胀(腹水)、脚浮肿，严重时还可能会失去意识(肝昏迷)。此类肝病的最大问题是在初期阶段没有自觉症状，因此必须定期检查，以早期诊断(血液检查

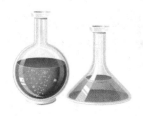

等),早期发现,这是很重要的。

　　肝病的基本治疗方针是要让流往肝脏的血液流动变好,因此避免过度运动、保持安静是很重要的。不过脂肪肝的情况却是例外,反而必须做运动。有关饮食的误解也很多,除了猛爆性肝炎或者末期的肝硬化之外,肝病的治疗以摄取充足的能量 (蛋白质)为重点。病毒性肝炎,其中又以 B 型和 C 型肝炎的治疗,以"干扰素"之类的抗病毒剂最为有效。但它必须根据病毒的种类或症状,再和其他的免疫抑制剂组合后再进行治疗。

肺

　　通往肺的气道,从位于喉咙前方的喉头开始,经过穿越脖子与胸部的气管,而后连接到左右分支的支气管去。支气管在肺中再分支,然后与像整串葡萄般的肺泡相连。

　　大部分气管和粗支气管壁均被软骨围着,保护内腔不易被压扁。支气管在进入肺之后,管壁的软骨就会逐渐变小,改成被平滑肌包裹住。支气管的平滑肌是用来调节进入肺中的空气流向, 但是当有过敏反应等很激烈的收缩时,就会形成支气管气喘,使呼吸变得困难。气管或者支气管内壁黏膜被长有纤毛的上皮细胞覆盖,会将被黏液捕捉住的小型异物或者细菌送往喉咙。

　　控制空气出入是肌肉的作用。包含胸部骨骼的胸廓有将骨头往上抬而使胸部扩张的肌肉,以及相反的将骨头往下压的肌肉。通过将胸部与腹部分开的肌肉性横膈膜的收缩, 以及腹壁肌肉的收缩来控制空气的进出。肺的表面被很光滑的胸膜包围着, 当胸廓或者横膈膜在动作时,整体就会扩张开来。

　　有关肺癌的治疗是将小细胞癌与除此以外的癌分开来考虑。发生

于粗支气管的扁平上皮癌，或者发生于末梢的腺癌与大细胞癌，只要癌病灶是局限在胸腔内部，能够完全切除的情况，就以外科手术为根治性的治疗法。其他像已经转移或者无法完全清除的情况，就会事先进行放射线疗法或者投予抗癌剂的化学疗法。在小细胞癌中虽然有一部分的早期癌也能够以手术切除，但原则上是以化学疗法为中心。小细胞癌的发展速度很快，也很容易转移，是一种极为恶性的癌症，但是对于抗癌剂的反应很快却是它的特征。不过，虽有暂时性的效果却也很容易再发作，所以通常会同时进行放射线的照射。

在放射线疗法中使用重粒子射线或质子射线的治疗目前正在临床试验中。和 X 射线相比，粒子射线对正常细胞所造成的影响较少，能对癌细胞做重点攻击。

虽然肺癌是很难治愈的癌症，但是只要能够早期发现、完全清除，就有完全治愈的可能。

免疫与过敏

人体以"免疫"作用来防御病毒或细菌的攻击。免疫的主角是称为"抗体"的蛋白质，会与特定物质作特异性结合，与抗体结合的特定物质是"抗原"。

免疫系统会对不是自己身体成分的所有抗原准备好抗体，它也会因应侵入体内的抗原种类而大量制造某种特定抗体，负责担此重任的是存在于血液和淋巴液中的淋巴球。淋巴球是在骨髓的造血组织中和其他血液细胞一起生成的。

淋巴球对抗原进行辨识的场所是在位于左上腹的脾脏、位于淋巴管途中的淋巴结，以及位于消化管或呼吸器的黏膜等的淋巴组织内。侵

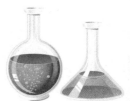

入身体的异物首先被淋巴组织中的树状细胞捕捉住，其成分和在身体中原本就具有的组织适合性抗原一起被提送到树状细胞的表面去。作为淋巴球之一的 T 细胞的一部分或者制造出抗体的 B 细胞在其周围集中，以白血球介素等物质一边互相刺激，一边进行分裂来增加特定细胞的数目，而后制造出能够对抗被提送的抗原的抗体。另一方面，如果免疫系统显示出异常反应的话，就会产生各种过敏的症状。

过敏是在为了要保卫自己的身体不受细菌或病毒等异物侵袭时所产生的抗原抗体反应过度时所发生，反而使活体带来障碍的现象。

当异物(抗原)侵入体内，就会产生与它对应的抗体。抗体由"免疫球蛋白"形成。依分子构造及大小分成 lgG、lgM、lgA、lgD、lgE 五种，其中引发过敏的主要原因是 lgE 抗体。lgE 抗体附着于经常可在黏膜或皮肤上见到的肥胖细胞的表面上。如果该处与花粉或屋尘等会成为过敏原的抗原结合，肥胖细胞会引发解粒现象，而后释放出组胺或白三烯素等化学物质。组胺有让微血管扩张、肌肉收缩或刺激神经等作用，这些反应若发生在气管就成为气喘，发生在皮肤就成为荨麻疹，发生在眼睛或鼻子就成为花粉热，会有各种过敏症状出现。

支气管气喘是代表性的过敏性疾病，它也是在呼吸器疾病之中患者数最多的疾病，其典型的症状是在每次呼吸时都会发出"咻咻"的喘鸣声及呼吸困难。发作时会伴随着咳嗽和痰，大都是在半夜到天亮之间发生。气喘之所以可怕，在于它和其他的过敏不同，可能会因为发作而导致死亡。只要在还只有夜间的轻微喘鸣与咳嗽、有痰的阶段就开始治疗，便能防止恶化，但如果放置不管，就会产生呼吸困难，而后病症会逐渐变重。

气喘的治疗是根据症状的不同来使用抗过敏药或者支气管扩张剂、类固醇，等等，在重症的情况下，有时也需要住院进行治疗。气喘药要在既定的时间服下既定的剂量，不在症状变轻时就停止服药是很重

要的。在初期阶段就彻底地进行治疗,如果长期不发作,就有痊愈的可能。

一般认为过敏性疾病的遗传因素很强。在有气喘的家族中,气喘的患者特别多。如果家族有异位性皮炎的遗传的话,异位性皮炎的患者也会很多。而在职业上和特定的过敏原(例如小麦粉、漆等)接触机会多的人,患过敏性疾病的可能性也会增高。

疾病预防

上面所举出的疾病,大多数是属于所谓的"生活习惯病"。也就是说,只要控制生活习惯就能够抑制发病。

脑中风或者狭心症、心肌梗塞等,是与动脉硬化有关的疾病。脑中风可分为脑血管破裂的脑出血,以及脑血管被血栓堵住的脑梗塞两大类。过去因为盐分的摄取高,优良的动物性蛋白质也无法充分地摄取,使血压变高而造成血管变弱,因此有许多脑出血病例。现在虽然盐分的摄取量减少,但是动物性脂肪的摄取量增加,使得动脉硬化的病例逐渐增加。虽然狭心症和心肌梗塞也是近年才增加的疾病,但是其原因可说是相同的。

从全球的角度来看,血液中的胆固醇值上升,与狭心症或心肌梗塞的发病率成正比关系。日本人的胆固醇值也在逐年上升之中,特别是在年轻人这一代,这种趋势很明显。从脂肪摄取这点来看,特别是小孩的日常生活饮食,有偏向于喜欢汉堡或者炸猪排等高脂肪食物的倾向。在医学上,若是携带胆固醇的 LDL(低密度脂蛋白)值达到 140 毫克每分升的话,就可明显地见到狭心症或心梗塞的增加。

另一方面,从动脉将胆固醇运回肝脏的 HDL(高密度脂蛋白)值则是越高越好，可以通过运动来提高它的值。有人研究出一天的步行数与HDL 值之间的相关数据，但只要每天在 5000 步以下的话，HDI 值就会落到 40 毫克每分升以下而呈危险状态。饮食习惯和运动在预防疾病上扮演着很重要的角色。

其他会成为疾病原因的生活习惯,还有精神紧张、吸烟、酒精的摄取,等等。不管是哪一种,只要控制生活习惯,就有抑制疾病发作的可能性。

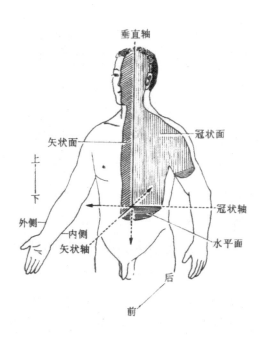

人类大脑进化

　　近10年来,全球信息总量爆炸性增长,世界上每过1小时即产生20项新发明,每过1年就会新增790万亿条信息。世界发生着翻天覆地的变化,人类将进入经济全球化、知识密集化、信息网络化的知识经济时代。专家估计,20世纪下半叶人类发明的电子计算机,对人类的贡献惊人。仅在美国,每年由计算机完成的工作量可代替4000亿人的劳动。由于当代科学技术的突飞猛进,人类一年创造的财富是20世纪初的19倍。

　　人类是否会以近10年来的速率,继续创造发明,越来越聪明?是否会随知识、信息的加速度增长,聪明程度也会加速度提高?

　　以研究未来学著称的一个英国科研小组提出,人类大脑的进化已接近极限。也就是说,如果不借助外来因素,未来人类不会比现在人聪明很多。这个科研小组根据他们给出的人类大脑进化数学模型,分析指出,人的神经元数与神经网络规模,决定人的大脑接受、处理、利用信息的能力,也就是决定人的聪明程度。而人的大脑的脑容量是所有灵长类动物中最发达的,其中包括100亿到1000亿个神经元与100万亿个神经元之间的联结线路。由于直立行走,大脑处于供血的心脏的上方,限制了大脑调动全部神经元与联结线路的能力。该模型认为,人类目前只能使用大脑最大的信息处理能力的20%,如果超过这一极限,大脑会出现供血不足的现象。只要未来的人类直立行走的模式不变,这一情况好

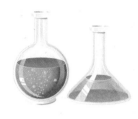

不到哪里去。

但也有科学家不同意人类聪明已到极限的悲观主张。认为在知识经济的时代,人类接受与处理信息能力的极大提高,会促进大脑进化出现结构性变化。人的不同区域的神经元与神经网络可能出现进一步分工以提高信息接受与处理效率,这很可能使未来的人类比今天的人类聪明得多。

还有科学家从人类基因的角度探讨人类聪明问题。英国伦敦精神病学会最著名的行为遗传学家罗伯特·普洛明领导的研究小组,研究了智商悬殊的 300 多人的遗传基因——脱氧核糖核酸(DNA),从被试者身上采集到的细胞,已作为永久性活体培养基因存了起来,以供随时从中离析出任何与智能有关的基因。研究小组报告指出,基因对各人在智商测验中的智力差异产生约 2% 影响,这一比例虽然微不足道,但对人的聪明程度与智力遗传产生很大的作用。人的聪明程度与智力遗传取决

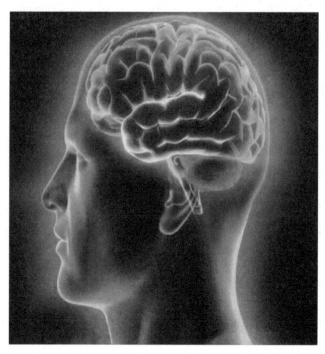

于许多不同的基因,其数目可能多达 100 多种。普洛明强调,基因在人们的智力方面扮演较环境更为重要的角色,"教育固然使他们的智力大为改善,但他们的差异多半是由基因造成的"。按照普洛明的研究成果,基因限制了未来的人类比今天的人类加速度地聪明起来。

普洛明的研究成果引起一些科学家的批评。分子医学会会长哈珀教授在《行为遗传》杂志上著文,认为普洛明研究会导致人们为追求聪明的后代在缺乏科学依据情况下对胚胎与胎儿进行"基因筛选",因而是不可取的。由于科学界的异议,英国医学研究委员会决定暂缓考虑对普洛明的研究小组追加数百万英镑的科研经费。

近年又有学者用重大创造发明衡量人类聪明程度,认为人类的重大发明基本上已到极限,科学发展已到终结阶段。但这一观点很快遭到众多学者的批评与否定。持乐观论的学者甚至认为,从人类长远的未来来看,今天的科学水平远未成熟,还只是处于相当幼稚的阶段。

人类聪明究竟是否已到极限? 人的智力是否真像人的 100 米短跑速度与人的跳高高度等已近体力极限? 这一大难题在 21 世纪是能作出满意的答案的。

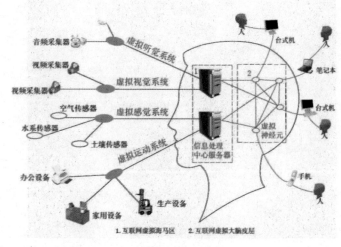

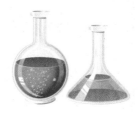

人类感性之谜

喜怒哀乐是人的"感性"，人有时"心情舒畅"，有时"兴奋不已"。最近，探索人类"感性"之谜的科学研究十分活跃。有的企业致力于开发可以让人放松的衬衫等"感性"商品。似乎"感性"能够给人带来舒适惬意的生活，但科学家在多大程度上解开了"感性"之谜呢？

什么"感性"

日本最早出现"感性"一词是在明治时代。当时的哲学家西周在一本名为《百学连环》的百科全书中最先将德语的"sinnlichkeeit"译为"感性"。

日本生理人类学会感性科学研究委员会给"感性"的定义是："语言所无法表达、非逻辑、直观能力的特性。"

然而，客观测试"感性"很困难。让被测试者以文字方式来表述直觉或是接受采访，其在表述时要进行思考，因此可能与真实的感受存在差异。目前，感性的测试方法还没有什么标准。实际上，研究人员已经尝试在不刺激被测试者的前提下观察其血压变化和大脑活动的情况，以解开"感性"之谜。

图像与人

森林综合研究所 4 年前建了一个长、宽、高各约 3 米的人工气候室，设法使之成为外部的杂音和气味不能进入的空间。在人工气候室里，该研究所生理活性研究小组组长宫崎良文让被测试者观看各种各样的风景，观察他们的各种反应。

在漆黑一片的人工气候室里，研究人员让 13 名 20 多岁的男生观看"巴黎郊外的森林图像"，对其显示大脑活动情况的大脑血流量和血压变化等进行了测定。结果，被测试者的大脑血流量和血压变化最大时分别比观看图像前下降了 2% 和 5%。得出的结论是，被测试者在观看图像时大脑处于放松状态。

根据"非常愉快"(正 6)到"非常不快" (负 6)的 13 个等级，测定被测试者对图像的感觉，平均值为正时，愉快程度很高。可以说，被测试者的认识与生理反应是一致的。

心灵沟通

也有被测试者讲述的印象与生理反应不一样的情况。该研究所与三德利公司联合进行了一项试验，让另外 10 名男生品尝少许普通威士忌和用杉木酒桶储存的威士忌，不告诉被测试者这两种威士忌有什么不同。

试验结果，所有被测试者的回答都是"没有觉得味道有什么不同"，在喝下威士忌后，他们的大脑血流量立即增大，血压迅速升高。然而，大脑血流量和血压恢复正常值的平均时间，喝普通威士忌需要 45 秒，喝混合威士忌只需 20 秒。宫崎先生推测："这也许是因为混合威士忌中含

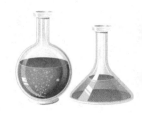

有杉木的香味,被测试者便自然而然地感到心平气和。"

不久前在东京举行的一个讨论会上,东京家政大学教授市丸雄平呼吁大家用心去理解不能表达心情的患者的感性世界。

有一名患者因缺氧脑病而导致身体瘫痪,不能表达自己的心情。市丸对这名患者的心率及脑波进行了 24 小时监测。监测数据显示,在亲人前来探视的傍晚时分,患者的大脑活动活跃起来。此外,患者的心率上午有两次急剧加快,与患者的病历对照,发现这与患者流泪的时间是一致的。

市丸说:"这名患者的角膜混浊,有时不知道他是醒了还是睡了。但是,探病的亲人会说一声:'你睡着了,我回去了。'这是因为亲人感觉到了什么,知道患者已进入梦乡。我们对没有反应的人往往容易粗心大意,用心去对待他们很重要。"

感性产品

如今,在商品开发中融入"感性"的动向活跃起来。大阪 GUNZE 衬衫厂 1999 年推出一种男士衬衫,反复洗涤后依然柔顺舒适。对试穿这种衬衫的 6 名男性的脑波和心脏跳动情况进行调查后发现,与身穿普通衬衫相比,他们身穿这种衬衫时大脑活动更加活跃,身体更加放松。

据日本生理人类学会统计,80 年代以感性为题的论文每年只有 10 篇左右,近几年增长了 9 倍。该学会约 1000 名会员中有众多企业界人士。但是,什么东西引发感性,大脑等身体器官在什么机制下发生变化,有关感性本质的研究几乎还处于空白状态。

该学会会长、文化女子大学生理人类学教授佐藤方彦指出:"感性研究尚处于起步阶段,但最终将揭开人类感性之谜。在服装和医疗等各方面考虑人的感性因素至关重要,对人类生活很有意义。"

人类的思维

如果有人说，"我也许对艺术不甚了解，但我知道自己喜欢什么"，那他们可能是在谦逊地表明自己对伟大作品的欣赏，对深层理论的无知。在这种情况下，他们知道的东西肯定远远超过自己意识到的程度。

越来越多的人持有这样的观点：所有的人类活动——从艺术和音乐到语言、文学和建筑学——都是人类大脑组织的产物，并遵循其规律。这种观点认为"对人的研究"是一门独特的学科。

正是这一点才使伟大的美学作品恒久不衰。因此，莫扎特才能在他的歌剧中如此精确地表现自己——以及我们——并深刻描绘人类的动机和无理性。

神经美学

莱奥纳多·达·芬奇能像他使用画笔一样，用解剖刀精妙地揭示人类的本质。他对解剖图的精确绘制比得上他"渲染层次"的技巧，使人的面部"布满"人类思维的奥秘。

这个"人类思维"就是神经美学协会想要揭示的东西。不久前，该协会的首届国际会议在加利福尼亚州伯克利举行，汇集世界各地的学者和科学家加入联合探索的行列——各领域知识的汇合。

人类差不多一踏上进化的舞台就成了"艺术家"。洛杉矶加利福尼

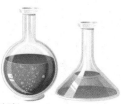

亚大学通信研究领域的教授弗朗西斯·施特恩说，史前艺术并不"原始"，而是"代表了人类在探索世界的过程中，头脑中显著存在的特征"。这意味着，艺术和科学在人类形成之初就联系在一起了，这种现象如今被称为神经美学。

从人类形成之初开始，获取知识最有效的手段就是观察——这也许能解释为何大脑三分之一的部分专司视觉功能。伦敦大学学院神经生物学教授泽米尔·泽基是神经美学协会创始人，他在对大脑视觉神经的研究中证明，伟大的艺术家在作品中不自觉地暴露和表现了大脑的生理机理，运用了大脑堆砌意识图像时使用的相同的基本视觉材料。

这是联系我们大脑内部世界与外部世界的基本线条，无论它是反映于画家的画布、小说的书页、乐谱、建筑图纸，还是数学问题。

例如，伯克利加利福尼亚大学的语言学教授乔治·拉科夫借助神经科学手段分析语言，解释我们如何通过比喻的手段"计算"数学。

在我们的头脑之中，数字是精确的位置，加减符号是在空间前后移动的方向。通过使用大脑理解复杂概念时采用的类似方法，我们能够提高数学和其他学科的教学水平。

拉科夫说，同样，当政治修辞利用这些抽象理论时，它在选民的群体理念中会留下持久印象。

丹麦奥胡斯大学教授佩尔·奥耶·贝多芬说，音乐自然也在利用我们的神经机制，使之成为真正的通用语言。这就是贝多芬的《第九交响曲》能感染我们所有人的原因。

比拟性思维

聆听和表演都涉及比拟性思维，大脑控制语言的区域用于理解节

奏,而控制视觉的部分则想像音调。后者以象征实在的"高"的东西的图像来高音,而以相反的图像想像"低音"。大脑右侧还有一个区域(颞叶),其任务是以比拟的手段将音符串在一起,帮助我们识别旋律或音调。

大脑中有在不和谐音乐刺激下产生不悦情感的区域,相反,也有对愉悦和谐的音乐作出反应的特定区域。根据这种普遍的工作方式,我们自然会以情绪的高涨和低落来解释听音乐时的反应。

音乐确实拨动了我们的情感之弦。恐惧、喜悦和悲伤引发了脉搏提高、呼吸加快和心跳变化等相应的心理变化。这种从神经生物角度作出的证明使音乐治疗名正言顺地列入了科学领域。

正如泽基所说,瓦格纳的说法——你不必理解歌剧的歌词,因为他的音乐已经将其表现得淋漓尽致——与如今人们所说的科学思维是完全一致的。

大脑活动

日本大学神经生物学教授齐田英男对大脑深层观察和描绘方式进行的研究,使艺术界对艺术家承担的最困难的一项任务有了非常深入的理解。

齐田教授发现,猴子(其视觉系统与人类相似)具有一些神经元,其任务是将特定的视觉深层暗示(例如,底纹、纹理)与线性透视图相联系。齐田说,塞尚通过描绘大脑使用的"相同"线索,无意间展示了这一点。将他的《圣维多山》与雷诺阿的类似作品相比,你的大脑会发现其中的差别。

更为显著的是,齐田与泽基的研究为艺术历史学家提供了精确的工具,来准确地解释古代艺术家和艺术运动的技巧和意图。

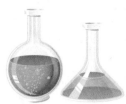

巴斯德研究所的让—皮埃尔·尚热的研究更进一步,深入到分子神经生物学,旨在确定大脑中的哪些分子导致了大脑对艺术的情感注视。

他以额前脑皮层(大脑的前部)为例指出,随着该区域在人类进化过程中慢慢变大,人类的艺术活动也在增强。他说,这个区域的机能障碍将导致对意义和情感内容的理解困难,使我们对经历的事情作出支离破碎的冲动判断。

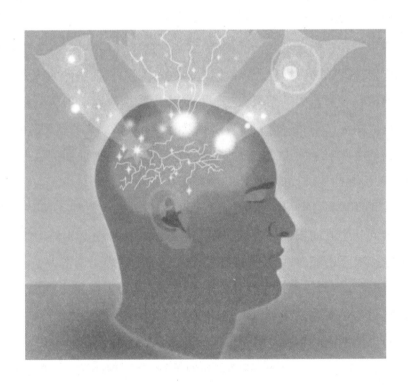

人的灵魂

　　"人是否有灵魂"这是已经争论300多年的问题。在现代汉语词典里，把灵魂解释为思想、人格，而只有迷信的人才认为灵魂是附在人躯体上作为主宰的一种非物质的东西，灵魂离开躯体后人即死亡。而1963年获得生理和医学诺贝尔奖的约翰·艾克尔爵士却始终认为：人是有形和无形精神陶成的奇妙化合物。但大多数人认为，任何生命的构成都是各种电磁粒子陨击力的结果，也就是说，由无数微粒抛射出电磁粒子的陨击形成相互作用而构成的。人之所以能按自己的意志行事，是由于大脑发出的电磁粒子陨击力迫使沿途的微粒向相对受力最强的反方向运动，由此引起的连锁反应的结果。大脑能发出电磁粒子是由于大脑组织有序化程度较高，因而能有效地截导来自体内外的电磁粒子，使之比较集中地向一个方向发射。人的体温和健康状况也取决于人体组织截导外界电磁粒子的能力，以及外界作用于人体的电磁粒子陨击力强弱。总之，人体及其生命体都是靠截导外来电磁粒子获得生存和发展的。所谓灵魂就是这种在人体内可以形成相互作用和传递能量的粒子，它们在体内可以借助液晶和神经组织形成传导系统，成为所谓的"灵魂"。

　　然而，上述有关"灵魂"的概念如何解释"灵魂脱体"、"灵魂附体"一类的现象呢？

　　我们在《超越理智的NDE现象》一节中，介绍过人的"临终奇遇"现象，即许多人所说的"灵魂脱体"。

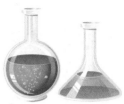

在众多的有过 NDE 现象的人的描述中，大多有看到自己漂浮在自己的身体之上，看着医护人员忙碌……就如丹麦科学家伊曼努力埃尔·斯维登堡对自己脱离身躯的体验的描述一样："我被逮到了无感觉(就肉体感觉而言)的状态之中，这样也就几乎进入了濒死者的状态，然而带着思想的内在生命却依旧是完整的，这样我便看见和记住了发生的事情，以及发生在死而复生者身上的事情。……我尤其看见了心灵，也就是我的灵魂，被拖出和拉出了肉体。"

对于这种灵魂脱体的现象，有的医学家认为，人临死前的缺氧和二氧化碳增加往往是导致该现象产生的重要因素。也有心理学家认为，垂死的人往往会触动一个隐藏在大脑深处已久时"贮存节目"，因而演幻出一段奇遇。也有人认为，一个人死后是以何种形式存在，完全取决于他生前的素质和死亡原因。所谓死亡，也就是大脑发出的电磁粒子陨击力因某一通路受阻而不能统治体内的细胞，或者因大脑的电磁粒子紊乱打扰了正常工作的器官节律。甚至与某一部位发出的电磁粒子造成相斥作用，破坏了内部细胞的秩序，使之失去应有的功能而造成人体组织代谢紊乱而致使的。心脏猝死就是基于后面的一种原因。

然而，这些都不过是假设而已，作为人的一种精神内在奥秘，作为生命过程中的一种奇特现象，人们正期待着正确的答案。

至于"灵魂附体"，则是一种更为奇特的现象。

在巴西南部一个偏远的矿区小镇孔戈尼亚斯，有位叫阿里戈的农民，他虽然只受过粗浅的教育，却具有非凡的本领。阿里戈为病人动手术，不用麻醉，不用消毒，随便拿起一把水果刀，哪怕

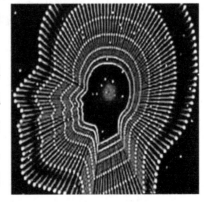

是菜刀,就手到病除,并且也不缝合,还不流多少血,刀口就自然愈合。

1968年8月,曾获美国西北大学医科学位的亨利·普哈利其带一位助手来到孔戈尼亚斯对阿里戈的事迹进行深入研究。他们随意选定1000名病人,发现有545名带有病历卡,而阿里戈对其中518名病人的口头诊断,95%与病历卡完全一致。

罗斯福医院前精神科主任罗伯特·莱特劳医生,拍摄了阿里戈做手术的实况,发现阿里戈施行手术时,脸部表情完全不是正常状态,手指的动作惊人的敏捷而准确,就是他的头与眼睛转向别处时,仍然正确无误;开刀的切口,能自己"黏合";阿里戈的手术熟练程度,超出受过相当高级训练的外科医生。

阿里戈的事迹在巴西几乎家喻户晓,在美国也很有名。阿里戈对自己的本领解释说:有几个医生的魂附在他身上。尤其是一位1918年去世的叫阿多尔福·弗里茨的医生,做过许多手术,是他口授了那些他笔录得很快的复杂处方。

上述事例是不能用迷信两字就能轻易否定的。

那么,人到底有没有灵魂呢?

有人认为,生命与非生命之分,其实质是存在形式不同,而我们现在的生命是以一种"极不合理"的形式存在着,即身上有许多本来可以舍去的累赘。当人体中那部分电磁粒子构成的真性生命没有遭到破坏,又不能修复那部分由肉体构成的躯体时,它必须与肉体脱离,以另一种形式存在,同样它也可以再回到躯体。然而这仅是推测,究竟怎样,还是一个谜。

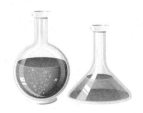

心灵感应

其实，人人都有"第六感觉"，即心灵感应。做母亲的"第六感觉"是任何人都无法比拟、无法了解和解释的。尤其是，当她的子女发生危险时，她的这种感觉最强烈，而且有时竟能把心中的呼唤用一种神秘的人体波发射到子女的身边，为他们指出求生之路。

这里有一个典型的故事可以印证以上的说法。世界上著名的逃脱专家侯蒂尼可以被关在一个上几道锁的铁箱里，放在冰窟窿之中后神奇般地脱险，而且无人知道其奥秘。但有一条，他在水中的箱子里时，如果在几分钟内没有出来，就会发生危险。有一次表演中，几分钟过去了，观众们认为侯蒂尼的这次表演注定失败了。但他的一位好友坚信他一定会从冰窟窿中爬上来，他绝不会死去。果然，被冻得半死的侯蒂尼艰难地爬了上来。他一苏醒过来，便告诉好友铁箱子入水后，没想到顺水而下了。等他从铁箱子中出来，却找不到原来的冰窟窿了。在危难之中，他突然听见了母亲在呼唤他，于是他顺着母亲的声音又游到了原来的冰窟窿处而脱离危险。

令人不解的是，侯蒂尼的母亲当时住在另外一个城市里，对侯蒂尼的举动是看不见的。可是更令人不可思议的是，当侯蒂尼脱险后向母亲打电话报喜时，有人告诉他说，他的母亲已在几小时之前离开了人间。那时，侯蒂尼的表演还没开始呢！是什么原因使其母在逝世前预测到儿子的大难临头呢？又是什么原因能使一个母亲在死后为儿子引导求生

之路呢?但有一点是任何一个人都无法否定的事实:母亲的爱是最伟大的,最有力的!

这个事例实际上就是母子之间的心灵感应。

在100多年之前,人类之间所蕴涵的心灵感应现象就已引起了科学家的注意。

1882年,美国芝加哥大学的物理学家洛斯冒天下之大不韪,创办了一个"神灵学研究会",专门从事一些令人难以捉摸的"荒诞"事的研究。他的研究当时被学者们认为是蛊惑人心的巫术,而受到猛烈的围攻。

洛斯把他精心收集的一些事例,记录在《神灵学会会志》一书之中。

有一次,洛斯把两名具有心灵感应的妇女迈尔丝和兰希琼,分别安排在相隔百公里之遥的两个城镇,使她们没有任何联系,然后让她们进行传感接收。迈尔丝在尉尔特市拍下一张纺织厂的外景照片并默记下来,用她的"心灵感应"把纺织厂的形象传给在苏格兰的兰希琼。

兰希琼从来没到过尉尔特,但在她接收了迈尔丝的"传感"之后说:"那边有一瀑布,似人工所造,广而平,高约两三米。也可能是工厂排出的污水。还有栋房屋,旁边有一棵白杨树。"随手她画出了一张草图,这张图与纺织厂外景相片相差不远,而她所说的景色,与相片中几乎完全一样。

另外还有一件事也说明人能传感。一位有传感能力的人在自己脑海中想到一本小说的一段情节:灯塔内有一个男人倒在地上,一个妇人正俯视他时,发现他已死亡。

另外一位心灵感应者在一间密室中,两个人互不相识,在密室中他接收到了前者的传感,并且说:"我知道他在想什么,这是个恐怖的场面。在一个圆塔内,有一男一女,女的已看见男的死了。这是书中的情节,我曾经看过这本书。"

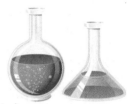

当时在场的 10 多位学者都感到惊诧。他们要再试一次，以求这个测验的准确性。

传感者在默想："两个儿童在火车站台上奔跑着，欲登上将开动的火车。"不久，密室中的接收者便对学者们说："这与火车站有关，两个孩子在人群中奔跑，我想这与巴锡尔车站有关。"

完全正确！传感者正在巴锡尔，他想像中的车站确是巴锡尔车站。

人的心灵感应就如古诗中所说："心有灵犀一点通。"而这种现象在双胞胎之间显得更强烈一些。

同卵双胞胎儿是同一个受精卵分裂发育而成，他们有着完全相同的基因，就是说，他们按照同样的基因图纸发育而成。他们绝大部分是同一性别，面容酷似，爱好、成就、行为方式也十分相似。

同卵双胞胎儿之间的信息感应现象至今让人难解。美国有对叫吉娜和吉尼的同卵双生女，姐姐吉娜有一次患阑尾炎，古尼陪着姐姐去医院动手术。姐姐被抬进了手术室，妹妹在门口等候，约过了半个小时，吉尼感到肚子仿佛被刀割破了，她疼得脸色发白。与此同时，医生们正在给吉娜动手术，她在麻醉手术台上痛得大叫。在同一个时间里，在同一个部位，手术室内外的姐妹俩有着相同的反应。研究人员指出：同卵双生子还常常在相似的时刻和相似的部位生相同的病？有一对从小分离的双生子，哥哥在城市里长大，弟弟在乡下长大。17 岁的时候，哥哥的肺直尖患了结核，乡下的弟弟也同样生了此病。

那么，同卵双胞胎为什么会有感应现象呢？信息是怎样在两个大脑之间传递的呢？双胞胎的同步生病现象又是怎么发生的呢？这些都是科学家感兴趣而又正在探索的难题。

人的幸福感

　　科学家经过 10 年研究发现，一个人是乐观还是悲观，不是后天养成的习惯，而是与生俱来的。幸福感隐藏在大脑的左半球。这是由美国麦迪逊威斯康星大学神经生物情感实验室主任戴维森领导的一组专家得出的结论。他们调查了 1000 多名志愿者，发现像乐观、精神振奋和充满希望等情感都集中在大脑的左半球。右半球则集中了抑郁、懊丧等情感。因此，凡是悲观者和有自杀念头的都是大脑右半球发达的人，而乐观主义者则是左半球发达的人。这可是一个重大发现，大脑的两个半球居然控制着截然不同的情感。孩子从落地发出第一声啼哭起，就开始了大脑皮层的积极形成过程。所以最初的 72 小时对他今后的情绪形成是十分重要的。科学家为了弄清孩子今后是乐观主义者还是悲观主义者，拍摄了孩子和母亲的脑造影照片，并进行研究。他们发现，左半球发达的只占总人数的 30%。

　　科学家是怎么发现这一现象的呢？最近 50 年来心理学家看到了一个奇怪的现象，患者的抑郁症治愈后情绪依然不高，依然不感到幸福。这是因为他们没有幸福感。

　　科学家认为，人的性格是由大脑半球的发达情况决定的。对于同样的事物，人的反应是不同的。有的人即使碰到非常不顺心的事也不会一蹶不振，有的人只要遇到不称心的事，哪怕是极小的事，就会萎靡不振。

　　科学家做了试验。他们让接受试验的人坐在与外界隔绝的计算机

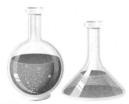

终端小屋里,脑袋上固定了100多个电极。这些电极传递由隔壁房间里的计算机发出的信息。它们传递的信息包括没有情感的城市风景和鲜血淋淋的尸体。电极同时接收大脑各部分的反应图像,看什么图像时,大脑的哪个部分反应强烈。科学家惊奇地发现,激发或者测量乐观的情感要比激发和测量悲观的情感难得多。

科学家还做了人为地培养生来悲观的人产生乐观情绪的试验。试验持续了一个月。参加试验的人每天都要同周围的人交谈愉快的消息。每天运动20分钟,在镜子前微笑2分钟,在完全放松的状态下自我练习幸福感10分钟。从第三周起,每天都要从事自己喜欢的事30分钟。从第四周起每晚参加舞会。经过这样的锻炼,主观幸福的大脑活动积极,即使本来属于悲观的人也会有幸福感。

使自己感到幸福的最简单的办法是经常过性生活。它有助于在血液中保持"满足感激素"的高水平。这种激素的效率相当于吗啡的30倍,素有体内麻醉品之称。

有一位著名学者研究了胖人和瘦人体内发生的化学变化,结果发现多余的脂肪能刺激体内产生好的反应,所以胖人更容易感到幸福。此外,胖人比瘦人更容易产生提高性欲的激素。总之,幸福感的大小与性别、年龄和财产多少无关。

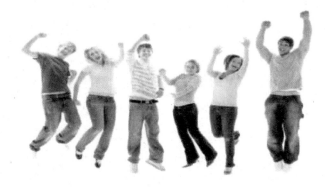

人的预感

源于右脑

有许多研究报告表明,尽管右脑被切除的病人能维持正常的语言思维能力,但他们却很少有人能恢复正常的生活和工作他们有着心理上的缺陷,这一点恰恰说明右脑对于我们正常人的心理机能有很大作用。

右脑不仅作用于许多身体活动,而且在各种各样纯心理的活动中也至关重要。预感往往是一种突然涌现的感觉和判断,并没有经过严密的言语逻辑分析,所以无疑它也是属于右脑功能的。预感并不是一步一步逻辑推理而出的,而是瞬间产生的。对它的出现过程,预感者本身大多无法用言语解释。

和其他任何能力一样,预感能力可以发展,也可以衰退。这依赖于它被使用了多少和我们对其结果的信任程度。当然,在有的情况下使用预感是愚蠢的。例如,扫一眼一个复杂的数学问题就"预感"出它们的答案,这显然是不行的。但即使是在诸如数学的左脑科学中也肯定存在一个适于预感的地方。大多数创造性突破,即使是在数学中,往往都是"预感直觉跳跃"的结果。当然,这种结果还必须采用逻辑手段通过严密的观察和分析来加以证实,这就不是一个门外汉所能做到的了。

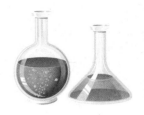

非言语意识与预感

　　无意识心理能影响人的行为,但我们却难以用言语解释它的作用情形,这就使得无意识心理不被意识到:我们已经讨论过一些不能由左脑意识将其言语化的一些右脑知识的例子。然而,右脑仍是我们意识的一部分,只是它的思想必然独立于言语化的左脑思想。由于每一半球的组织方式不同,并以不同的"语言"贮存记忆,因此,如果让这两者的思想自由地结合,大脑就会出现混乱。自然的解决办法就是除了有限的一些相互作用外,使它们各自保持独立。当然,这些有限的相互联系是很稀少的。在裂脑病人身上的这种联系被切断时,它们便几乎全部丧失了。

　　许多用于证实"无意识心理"的精神病学技术,都在一些工作上利用了右脑的这一优越性。在罗夏克测验中:人们可以利用右脑擅长再认支离破碎或不完全信息的优势,将一个"墨迹"解释为一幅图画,同样,在自由联想中,一个单一的词则起到一个刺激右脑进行联想的作用(也许是通过提取一个表象)。而进行更多文学联想的左脑,在没有完整词组的情况下,则处于不利地位。

　　因为大脑两半球本质上是用不同的语言进行思维的。所以,一个半球的记忆不能直接为另一个半球所用。这一点最近已被实验证实。在一个实验中,只将病人的左半球麻醉,然后让病人用其左手触摸一个隐蔽物体,等药物效果消失,病人说话能力恢复后,让病人命名其触摸过的物体。但是,经过大量的探索,病人仍不能准确命名。当将该物体与其他几个物体,一起展现在病人面前时,他们却能立即再认它。显然,右脑贮存的有关该物体的非言语记忆,不能被左半球言语意识所采用。然而,只要一看见该物体,右半球就能再认它。

这一发现的意义是深远的，一种影响思想和行为的记忆可能确实存在，然而它又不为人们所知，用言语意识也不能达到。许多心理研究似乎指向导出非言语记忆，并促使言语意识意识到它们，不少有关预感的研究也在沿着这一途径努力，以试图找出预感与来自右脑的非言语意识和记忆之间的联系。

特征与物质载体

预感的特征

预感存在着梦、直觉、幻觉等多种表现形式，可谓是千姿百态。然而，不管何种形式的预感闪现，其发生的基本过程是一致的，其内在的结构模式也是相同的。概括起来，它们存在着以下几种共同的特征：

(1)非预期的突发性

无论是外界偶然机遇触发的预感，还是由大脑内部的思想闪光激发的预感，其发生都不是人们事先可以预料的。费尔巴哈曾说："热情和预感是不为意志所左右的，是不由钟点来调节的，是不会依照固定的日子和时刻迸发出来的。"预感就像天边的闪电一样，突然激发，刹那间便闪过人的脑际。

(2)不受意识控制的非自觉性

自觉的循轨思维和越轨思维，其认识过程的发生和进行都是受人的自觉意志控制的，都具一种自觉的随意活动。人的随意行为的大脑控制机构能对自觉思维活动发号施令，可对突发性的预感活动却无可奈何。从预感激发的一般模式来看，无论是随机的外界偶然事件的发生，还是积淀意识提出的内在思想闪光，都不受人脑意识机构的直接控制。

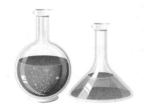

这样就形成了预感这种精神活动特有的非自觉性。

(3)多功能多因素的综合性

著名科学家钱学森极其深刻地指出："预感是综合性的。人脑的综合功能是非常重要的。"

预感的各种表面形式就其心理过程来看是比较低级的，它们不过是一种感受活动、情感活动、潜意识活动。在脑的进化史上，这些心理活动在远古时代低等动物的脑结构中就已发生了。可预感这种独特的理性认识方式只有在高级的人类脑中才会发生，它们是以低级心理形式表现出来的非动物所有的高级认识功能，其原因就在它们不仅与进化史上比皮质历史悠久的脑的古老部分有关系，而且与多才多艺、明白事理的皮质活动、与自觉思维的产物——理性认识有联系。正是依赖了这多种因素的综合性联系，它们才能既表现出认识方式的特殊性，又表现出认识能力的高级性，在认识论上上升到与自觉的理性思维方式等级的地位。

(4)认识过程的跳跃性

英国数学家哈密顿回忆四元数的发现经过时说："1843 年 10 月 16 日，当我和妻子步行去都柏林的途中，来到布劳汉桥时候，它们就来到了人世间，或者说出生了、发育成熟了。这就是说此时此地我感到思想的电路接通了，而从中落下的火花就是 I、J、K 之间的基本方程；我当即拿出笔记本，把它们记录下来。因为我已预感到，这其中可能蕴藏着我梦寐以求的成功，事实证明它们果然就是我以后使用它们的那个样子。要是没有这一时刻，我感到本来也许还得花上至少 10 年(也许 15 年)的劳动。"

物理学家德·波罗意认为："当出现了摆脱旧式推论的牢固束缚的能力时，在原理和方法上均为合理的科学仅借助于智慧的突然飞跃之途

径,就可以取得最出色的成果。人们称这些能力为预感、直觉和灵感。"

(5)信息处理的模糊性

过去流行的观念认为,艺术家的信息加工具有模糊性,科学家的信息加工则要求严格的精确性。然而,现代科学的发展日益暴露了这种观念的局限性,并使人们看到科学研究越向复杂系统深化就越不能精确化,精确化恰恰不能反映复杂系统的本质特征——非线性的模糊性,不能反映运动着的事物亦此亦彼的不确定性。

而认识的预感方式,由于它的心理活动形式,如直觉,情感、潜意识活动等,与具有综合性、整体性、定向鉴别能力的"沉默"的大脑右半球有更多的联系,因而具有现代科学研究所特别需要的模糊性特质。这种模糊性能以最少量的模糊信息有效地判断和概括客观世界的复杂现象和运动,能唤起人们丰富的联想,促成灵活的创造性的新观念组合。因而这种信息处理的模糊性与形式逻辑思维方式的精确性结合起来,就能为科学家、艺术家提供强有力的认识工具。

(6)反常规的独创性

在认识成果上,应该说预感性方式和形式逻辑思维方式最大的区别就在于前者具有反常规的独创性,具有突破传统思路的开拓性,后者则可能在不超出前提知识的条件下进行创造。形式逻辑的线性思维方式,优点是可靠性程度高,弱点是易受传统思想的束缚,因而在遇到需要突破传统观念的问题时,就不得不让位给非线性的、灵活的预感直觉方式。

正因为如此,不少有创见的科学家都热情地赞叹预感,直觉特有的反常规的革命性;独创性,萨尔顿曾说:"科学总是革命的和非正统的;这是它的本性,只有科学在睡大觉时不如此。"福克则说:"伟大的,以及不仅是伟大的发现,都不是按逻辑的法则发现的,而都是由猜测得来

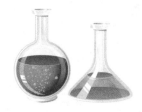

的，换句话说，大都是凭创造性的预感直觉得来的。"

预感的物质载体

与可以在一定条件下直接转化为自觉的思维意识活动的潜知和潜能相比，人脑潜在世界中神经元网络系统——生理结构则是属于更深层次的东西。对于这种神经网络系统中的下意识的信息处理活动，人类长期以来一直感到不可捉摸，然而现代生理心理科学的发展却已为我们揭开了其中的奥秘。

我们知道，人类自觉意识是人脑以能动的方式对客观存在的反映，用信息论的术语讲，是人脑以自觉的形式进行的高级信息反映过程。在人类能动的认识反映活动中，客观信息转化为主观意识，它的存在形态和物质载体都要变。

信息不是物质也不是能量，但它离开了物质载体，离开了能量动力，就无法输进、输出、处理、存储。在客观世界，信息寓于万事万物的相互联系中，借助光、电、声、磁等载体传送。进入主观世界后，它在感官中必须由物理能转化为生物电能，才能输入大脑皮层。

在大脑皮层中，它又以电——化学形式寓于两种信息系统之中。一种是由感觉、知觉、表象组成的第一信号系统，这种观念形态保持了客观事物的直观形象性，是一种直接反映；另一种是由语言、文字组成的第二信号系统。这种观念形态扬弃了客观事物的直观形象性，是一种间接反映，然而它能借助语言文字的概括性，直接揭示事物间的本质联系，进行抽象的概念思维；借助语言文字的指物性，控制、表达、交流第一信号系统的活动，又进行具体的形象思维。此外，与人有利害关系的客观信息还以感情体验的形式，在大脑皮层和丘脑、下丘脑、网状结构间建立暂时的神经联系。

事物之间的联系具有层次等级性。一些最基本、最普遍的联系具有最

大信息量。它们作用于人的神经系统,就使某些部位的神经元经常分泌某些化学传递物质,这使突触的导纳上升,形成特别敏感的神经通路。

神经网络的可塑性不仅表现在神经元突触导纳的改变上,而且表现在树突的增生和联络结构的变化上。成年人的有些脑细胞,一个神经元上可增生出6千多个树突。而在幼儿时期增长更明显。近年来的研究证明,神经细胞的有丝分裂可以持续到出生后的六个月,处于分离状态的脑细胞至3岁前才完成70%~80%的树突生长和突触联结。人的基本行为方式正是在这一时期印入大脑,从而塑造出人类特有的神经元之间的组合结构,形成各种具有特殊的生理和心理功能的神经回路,例如扩散性神经回路、收敛性神经回路、环状神经回路,等等。不仅如此,一些心理学家认为,在以往漫长的历史时期形成的原始思维习惯,也会通过遗传沉积于现代人思维结构的底层,布留尔在《原始思维》一书将之称为"原逻辑"思维。

以电化学形式存在的信息联系是由于反复的大量的信息刺激神经元的结果。由于它是客观刺激的稳定联系,所以能被人自觉意识到。而以神经网络系统的功能结构为形式存在的信息则由于其生理基础已成为一种定型的生理功能、固定的反应本能、习以为常自动化的生活性,因而不能直接转化为意识功能,不受人脑中意识机构的左右,不能被自觉意识到,然而,不能意识并不等于它并不存在。恰恰相反,它不仅存在着,而且它时常能以非自觉的本能方式,暗中影响着人们的思维、情感活动,内导着新的信息处理过程。而那些出神入化、奇幻莫测的预感也正是由此而诞生。

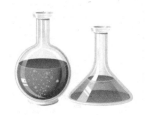

生命的极限

在我国古代的传说中,最长寿的人是彭祖,据说他活了 800 岁。但那毕竟是传说。不过,在现实生活中,也有不少长寿的人。据我国福建省《永泰县志》第 12 卷记载,永泰山区有个名叫陈俊的人,他生于唐僖宗中和元年(公元 881 年),死于元泰定元年(公元 1324 年),享年 434 岁。陈的子孙"无有存者",生活由"乡人轮流供养"。

日本有个名叫万部的人,1795 年,当宰相因其夫妻寿命"高不可攀"而召见他们时,万部是 194 岁,其妻 173 岁。48 年后,日本举行永代桥换架竣工典礼,他们一家再次应邀前往,万部那时已是 242 岁了。

英国也有一位叫费姆·卡恩的人,他活了 207 岁,经历了 12 个王朝。

以上这些都是超长寿的人。

超过百岁的人就更多了。1980 年 7 月 9 日,在英格兰的剑桥郡,约翰·奥顿和哈丽叶特·奥顿隆重庆祝了他们结婚 80 周年纪念日,这一年他们分别是 104 岁和 102 岁。我国江西于都县石靖乡敬老院的唐招娣、钟度春老人,分别是 110 岁和 104 岁,且身体健康。像这样的百岁老人不胜枚举。

在长寿人群中,有两个显著特征是值得人们研究的,一个是长寿的遗传性,即长寿者呈家族形式存在。我国新疆英吉沙县的吐地沙拉依一家就是一个长寿家庭,他母亲去世时 110 岁,他哥哥 135 岁去世,两个弟弟分别活了 103 和 101 岁,而他本人在 1986 年时就已 137 岁了。有人对

武汉地区100位90岁以上的长寿老人的父母和祖父母的年龄进行了调查,这些老人的父母年过80岁的有22人,90岁以上的11人,祖父或祖母年龄在80岁以上的14人。广州1980年的调查结果也是如此,被询问家史的46名长寿老人中,有长寿家族史的占65%。这说明,遗传与寿命的长短密切相关,但其具体机制如何,目前还不太清楚。

据调查,世界上有4个著名的长寿之乡,其一是保加利亚南部的多彼山区,平均每10万人中有百岁以上老人53人。其二是格鲁吉亚,在1200万人口中,百岁以上老人有5600多人。每10万人中有百岁老人47人。其三是被称为心脏病患者的疗养圣地的厄瓜多尔的洛哈省。其四是我国的新疆维吾尔自治区。

有的学者认为,人的寿命的"蓝图"早在妊娠初始的瞬间就明明白白地"印"在其基因之中了。从人体上取下一丁点儿皮肤,放在实验室的组织培养基中,人们会发现,该细胞有一个相当长的稳定不变的寿命期,每个细胞都能生长并自行分裂40~60次,然后死亡。一系列的实验证明,我们每个人的寿命在生命初始时,就已由"寿命基因"基本上确定下来了。

另一种理论则认为,人没有什么"寿命基因",倒是人的细胞在分裂生长的过程中因环境影响及生理变化而不断破损,致使"细胞机器"运转失灵,发生事故。这种破损到底是什么性质的,人们尚不清楚。细胞中的"修复"工作可能根本不起作用或效率不高,致使一些小毛病最终酿成危险的大故障,导致细胞死亡,从而影响人的寿命。

看来,要想解开人的长寿之谜,还有很多工作要做。

无论一人有多么长寿,总有一天他要面对死亡,那么,有没有可能有一天人能够达到"长生不死"的境界呢?

"死得其时"是德国生命哲学家尼采送给人类的一个忠告。尼采认为文明的演进必须以死亡为代价,只有不断地死亡才会有不断地新生。

也许是他有天才的预见,也许是一种偶然的巧合,这种思想被现代生物进化论所接受,并且拿出了相当一部分生物学上的证据。这些生物学者认为,越是高级的动物,再生和不死的能力就越低。例如壁虎可以长出一条新的尾巴,而哺乳动物和鸟类就不能,而更原始的阿米巴虫,只要环境容许,几乎会永远分裂下去,但它们却仍然是原生动物,和10亿年前没有什么不同。

美国学者沃尔德这样说过:"死亡作为生命的不可避免的终结,似乎是进化过程中后来的发明。人们在生命有机体的进化阶梯上,可能在很长一段路中遇不到尸体。"他指出,在像海葵和蠕虫那样复杂的动物中,还可以发现它们是通过分裂而繁殖的。可是在这进化阶段上再往上升,死亡就不得不引入世界,这很可能是我们成为真正复杂的生物所必须付出的代价。根据现代遗传学的观点,越是复杂和高等的生命,对环境的适应能力也就越强,而为了适应多样性的环境,物种的变异能力显得格外重要。变异能力的前提是为新生命提供足够的空间,这样老的生命就必须被定时地淘汰出去。所以死亡被引入生命世界也就是顺理成章的事了。可以说,没有死亡,就没有进化。

可是,也有一些科学家不同意上述结论,认为人总有一天是可以永生的。他们认为高等生物尤其是人类目前为止当然要接受死亡这个事实,但并不意味着死亡就是一个必然。人类的技术能力有一天是可以克服死亡的,比如克隆绵羊的成功,就为人的第二次生命提供了一线希望。这虽然有一些伦理难题尚待解决,但在技术上是完全可能的。未来永生的概念也许并不是一个人的身体永远存活下去,而是指一个人的基因长期稳定地在人类种群中存在。

人能不能永生?关涉衰老的理论,医学界没有取得共识。

生命的结构单位是细胞,细胞的生命周期是由它内部的时钟来决

定呢,还是由它所处的生存环境来决定?美国斯坦福大学医学院列纳德·海弗利克教授发现,培养基中的正常动物细胞不可能自我复制超过50次,换言之,似乎在细胞内部有一部时钟,由它来决定细胞何时停止分裂,从而使机体进入衰老。在美国,还有一个有趣的例子,人们发现一些孪生兄弟虽然分开生活,却死于同一时间和同一病因,这也从一个侧面证明了上述细胞生命周期的自我决定论。如果动物细胞的分裂周期被打乱,使它们可以无限增殖下去。那么就变成了癌细胞。所以,如果动物细胞不能按时衰老的话,它将转变成为恶性肿瘤组织,同样威胁到机体的生命。

也有不少科学家持环境决定论。美国外科医生亚历克西·克雷尔用小鸡胚胎做培养基,使鸡的一块心脏组织存活了34年,是鸡正常生命的10倍。康奈尔大学的克里夫·麦凯博士做了一个关于衰老的小鼠试验,也引起了人们的兴趣。麦凯博士起初发现成长和衰老几乎是紧接着进行的,如果动物体停止生长,并发生骨骼硬化,那么衰老就会不可避免地开始。于是他想用极少量的食物来喂养小鼠,使它们的个体几乎不增大,只是维持它们的生命代谢。结果实验组的小鼠的生命期几乎增加了一倍,但却患有精神发育迟缓和骨脆症。显然,这种长寿之道是不值得推广的。不过,上述两个实验似乎都表明了细胞及有机体的最高寿命是可以延长的。

虽然生物学家们日益认识到衰老和死亡对于物种进化的意义,但却被哲学家和社会学家们指责为向死亡投降,这里面有一个如何去理解人道主义的概念难题。长寿是生命质量的重要方面,却不是唯一的方面,随着人口平均寿命的增加,社会的老龄化已是个不可忽视的问题。已经有人提出了新的医疗理论,认为医生的主要职责是救人,而不是尽量拖延人的生命。理想的状态是确保有一个最佳年龄期,这个时期在我们整个生命中的比例应该尽量扩大，在这个时期内人可以保持年轻和强壮，然后，衰老仅仅发生在生命的最后一段很少的时间。这种思想在医学界和社会各界引起了极大的争议，如果付诸实施的话，将会促使医疗及社会保障机构做出重大的变革。有人指责这是纳粹思想的复活，是典型的人种优化理论。也有人认为这是提高生命质量的切实途径，是未来的人道主义。人能不能永生，及由此引发的有关衰老、生命质量、死亡等等的争议，究竟谁是谁非，只能留给科学去判断了。

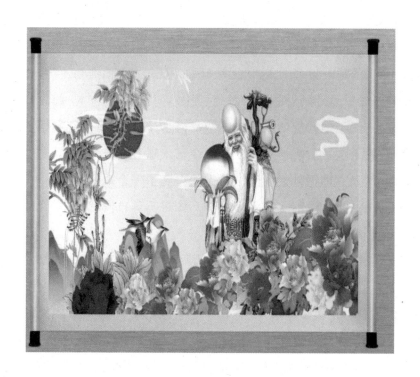

人类睡眠之谜

影响睡眠的重要因素是体温。事实说明，我们渐渐进入梦乡时我们的体温在正常生理条件下最低的当口。迟睡的人傍晚体温较早睡早起的人略高。这个生理现象的原因何在呢？

每一个人的睡眠，都有其独特性。可以说世界上没有任何两个是完全一样的。许多人需八九个小时的睡眠，有些人只需五六个小时。如果睡眠不足，或睡眠过多的人，便无精打采，记忆力迟钝，办事不力。

睡眠中总是伴随着做梦。对此，美国斯坦福大学的 W·德蒙特博士作了许多分析，他猜想如果使人不做梦，让人们口服可以避免做梦的药品，但收效不大。后来他整"夜"守候在已入睡者的身旁，一旦发现他们开始做梦，就立即把他们叫醒。从中他得到了一个戏剧性的发现，那就是越是多次被叫醒的人，越是多做梦。如果听其自便，毫不干扰他们的睡眠，他们就少做梦，做短梦。

人为什么要睡眠？习惯的回答是睡眠是为了休息。因为一切动物进入睡眠后，他的新陈代谢率降低，各系统的运动速度变慢，脑电图上出现慢电波。可是实验证明，即使不做任何工作，消耗能量极少，照样需要睡眠。因则，说睡眠是为了休息就不一定全面。

有一些科学家认为，带着做梦的睡眠是为了学习。只有通过做梦，人们才能把"新的"和"旧的"知识合理地结合起来，才能学到更多的带有高超"情感"的知识，并解除肉体的疲劳。事实是否又真的是这样的呢？

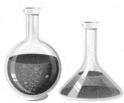

　　许多钦佩和仰慕爱迪生的人应注意到：仅仅把睡眠时间缩短到 4 个小时是不能有所创造和发明的。事实上，许多大科学家、大发明家、大政治家、大企业家和无数知名人士，在睡眠时间上和普通人一样，平均为 8 个小时，其中仅有个别人的睡眠时间为五六个小时。

　　为了揭示睡眠之谜，科学家们正在研究脑细胞和精神的关系，研究清醒和失去知觉的关系等课题。结果如何，有待来日。

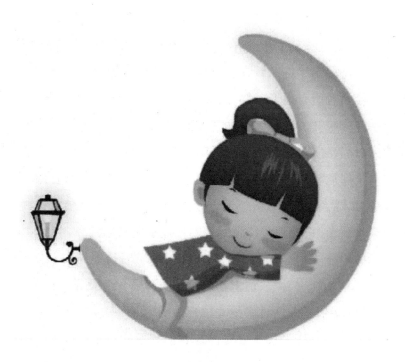

异能人

霍迪尼是个关不住的人。有一天，他到一家剧院，要求剧院经理同意他在这里表演逃脱术。

经理讽刺挑衅地对他说："你先到伦敦警察厅去，如你能从他们的手铐中逃出，我就让你在这里表演。"霍迪尼来到警察厅，费尽口舌说服了警长，才给他戴上手铐，锁在一根柱子上。警长刚转身走了两步，就见霍迪尼手持脱出手铐紧跟在自己身后，叫道："等等，我和你一块去。"奇闻在英格兰所有报纸上都作了报道，从此，霍迪尼名声大噪。一次，他带着手铐脚镣被关在华盛顿联邦监狱的牢笼里，27分钟后，不但自己逃了出来，而且还将另一牢房中的18名犯人转移到了一间锁着的空牢房里去。霍迪尼震惊了美国。霍迪尼成名以后，经常对那些江湖术士装神弄鬼的骗人行径进行无情地揭露和抨击，人们对他及他的逃脱术就更加感到神秘莫测，而那些江湖术士则把他看成眼中钉。

1903年5月，霍迪尼在而立之年来到莫斯科，他拜访了莫斯科秘密警察头子莱伯托夫，再三请求把自己关进狱中严加防范，然后看他如何巧妙逃脱，莱伯托夫同意将他关进自认为万无一失的"凯里特"里试试。"凯里特"是专门用来押送要犯前往西伯利亚的特制囚笼。它的四周六面全用钢板制成，上面只有一个20平方厘米的密布钢条的小透气孔。锁门的钥匙在莫斯科，开门的钥匙却远在3200多公里以外的西伯利亚监狱长手里。莱伯托夫拍着他那风也只能进而不能出的囚具，得意洋洋地对霍迪尼说："好吧,我接受你的挑战! 但是,你要明白,你得在被运到西伯利亚后才能出来。"霍迪尼回答说："你等着瞧好戏吧!"警察对霍迪尼全身进行彻底检查,发现没有隐藏任何器具后,给他带上特制的手铐脚镣,然后把他塞进小小的囚笼,锁上了钢门。莱伯托夫命令把"凯里特"推到狱内的高墙旁边,便和警察目不转睛地盯着囚笼。在众目睽睽之下,28 分钟后,霍迪尼满头大汗地从囚笼后面走了出来。

霍迪尼是怎样从种种如此严密牢固的囚笼中逃脱出来的呢?是他真的具有隐身术,还是如一记者所说:"他具有将自身非物质化后通过障碍物又将自身组合的能力?"由于霍迪尼在 53 岁那一年,在还没来得及向世人公布这个秘密时,就突遭暴徒袭击而死。因此,他逃脱术的奥秘,近百年来一直是个谜。

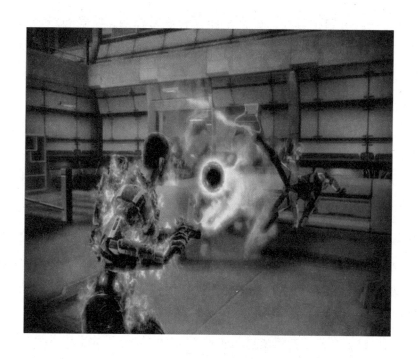

淹不死的人

在约旦和巴基斯坦之间，有一个湖泊因为能够让任何人在它上面体验这种奇异的经历而闻名于世，这个湖泊的名字叫死海。死海海水的比重比人的比重要大，即使是一个不会游泳的人掉进了死海也不会沉下去。

除了死海，世界上还没有第二个地方能够让人如此自由自在地在水上嬉闹。不过，有一个人不但在海中淹不死，在任何水域她都能够像在死海中一样自由自在。她就是澳大利亚阿德雷德城里的一个名叫毕格斯的妇女，毕格斯从来没有学习过游泳，不过当她第一次来到游泳池时，她就发现了自己特异的功能，只要她一进水里，她就会像块木头一样的浮起来，就算在她身上绑块大石头，仍然不妨碍她的漂浮。

有人怀疑她像鱼一样长着一个鱼鳔，不过医学检查很快就否定了这种怀疑，毕格斯没有任何与众不同的地方。

无独有偶，美国的一个身高 185 厘米、体重达 90 公斤的彪形大汉也具有这种特异功能。安吉罗是那种让人一看就望而生畏的大汉子，别看他又壮又重，可是到了水中，他就像一根鹅毛一样的漂浮起来。对他来说，水简直就是天然的席梦思床，他不但可以在水面上安然地睡觉，还可以像在床上一样自由自在地打滚。即使在他的脚下挂上 10 公斤重的铅球，仍然不会使他沉没水中。

有人曾经把安吉罗装进了一个用重达 23 公斤的炮弹作坠子的口袋里，然后再把安吉罗放进海里，奇怪的是他竟然还在海上安然地飘荡了8个小时。安吉罗引起了美国哈佛大学专家的注意,鉴于他的比重显然不会比水轻,所以专家们一开始便设想安吉罗的内脏就像鱼鳔一样能储存空气,遗憾的是检验的结果让大家都大失所望,安古罗的内脏恪尽职守,与普通人的内脏没有任何区别。最后,这个问题当然只能像谜一样地把所有的专家和学者们难倒了。

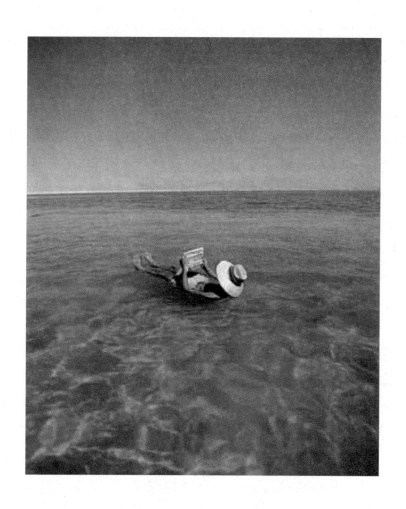

"蓝色人"

众所周知,世界人种主要有四大类:黄色、白色、黑色和棕色人种,甚至也有人发现了绿色人种。那么又有谁会怀疑世界上也存在蓝色人呢?

20世纪40年代,在纽约市内,一名警察发现一位老者在熙来攘往的人群中慢慢倒下,于是便上前查看。这是怎么回事?老者的鼻子、耳朵、嘴唇、手指都呈现青蓝色。待人们将他送往医院时,他已变得浑身青蓝。

经过一阵紧急抢救,医生发现老者正处于严重的休克状态,并患有腹泻,因而断定这种青蓝色皮肤是由血液缺氧所致。造成血液缺氧的原因可能是因吸入汽车引擎或煤气管泄漏出来的一氧化碳。然而,格林医生并不认为是一氧化碳中毒,因为当时病人并不觉得眩晕,也无头痛症状。

随后不久,医院里又送来了十几个患有同样怪病的"蓝色人"。经过医生们心脏按摩、洗胃和输氧之后,这些"蓝色人"大部分都已好转过来了,仅有最后送来的一人因青蓝过重,永远地离开了人间。

造成这次事故的原因究竟是什么呢?经调查,是由于他们在自助食堂吃过早餐——麦片粥。

那么,会不会是食物中毒呢?经调查发现,有可能是因为厨师在做饭时把硝酸钠当成食盐撒在了麦片粥里。然而硝酸钠是无害的,因而怀疑是食物中毒似乎也有些不对。再说食物中毒的症状往往是在几个小时之后才会出现,而这些"蓝色人"发病时间距离早餐时间并没多久,此时,一种不祥的预感袭上格林的心头,难道是蓄意谋杀?抑或是他们无意

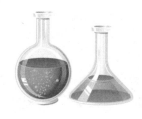

中吃了下了某种毒药？

调查还在继续进行。后来，从食堂取来的硝酸钠经再次化验之后被证实为亚硝酸钠。亚硝酸钠是一种工业用盐，样子和硝酸钠很相似，主要用于制造染料、制造治疗心脏病和高血压的药剂，也可用作食物防腐剂，但只能很少量的使用。这种化学物质毒性极为剧烈，能导致血液缺氧。这一点也正符合医生们的判断，青蓝色为血液缺氧所致。为了更进一步确证，医生们对这些病人进行血液检查，结果发现，血液中含有亚硝酸钠。

至此，"蓝色人"之谜似乎已经找到了答案。然而为何所有的食客当中仅有这十几个人发生中毒呢？人们还是从医学上找到了答案。这些人由于经常酗酒，因而体内血液含盐量降低，那么在吃饭时很自然地会把盐放入其中，而不是加糖，这样在厨师误放了之后，他们自己又误放了一次，最终导致血液严重缺氧，致使皮肤呈现青蓝色。

关于"青蓝色"的秘密至此已完全大白于天下了。

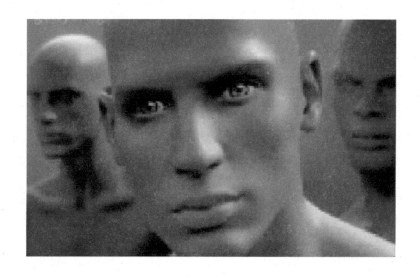

大脑智慧

人的智慧从何而来?天上掉的?抑或遗传给的?没有人找到真正的答案,只有一些现象令人瞠目结舌。

英国一大学生几乎没有脑子,智慧却异常超常。

原因何在?原来这名学生患了脑积水。脑里的水其实是脑脊髓液,由脑室分泌储藏。在正常情况下,脑脊髓液循环于脑和脊髓内,最后进入血液。假如循环受阻,或脑脊髓液过多,液体就会积在脑腔内,形成脑积水。

这种病通常会导致两个大脑半球畸形,头颅肿大。患脑积水的婴儿,如果出生几个月仍能活下来,也会极其迟钝。这名学生头盖骨下的脑组织只有几分之一寸厚,比常人薄了一寸多,却一直生活得十分正常,而且才智过人。

至今,英国神经学家洛伯教授已发现了几百个几乎没有大脑而智力甚高的人。据他说,有些"测不到有脑子"的人,智商竟高达120。

洛伯教授对这个现象大惑不解,因为发挥脑功能的主要是两个大脑半球。洛伯猜想,脑积水患者的脑功能可能由脑内其他不大发达的部分接替了,又或者正常的大脑只发挥全部脑功能的一小部分。不管怎样,脑子很小的人,智力也可能很高。这究竟是什么原因呢?科学家至今拿不出任何解释。

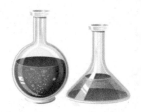

"左撇子"的缘由

人类有十分之一的人有左撇性,其中名家辈出,灿若星辰,然而为什么大多数人惯用右手?为什么有些人却惯用左手?

这两个问题尚未有明确的答案。人类在婴儿时期,经历过几个反反复复的阶段,有时候多用左手,有时候多用右手。通常到两岁前后,多用哪一只手已经习以为常。

从来没有史籍记载,说某个民族或某种文化的人惯用左手,看来惯用右手应该用生物学来解释,大概与文化无关。

研究儿童显示,左、右手是相辅相成的,两手功用不同,但是同等重要,大多数人以左手寻物、握物或支撑身体,以右手搬运、操作。

科学家认为,这种分工可能是脑子左右两边功能不同所致。控制右手的是左脑,那是逻辑思维中心,很多人偏重使用左脑。左手则由右脑控制,右脑发挥视觉的功能较左脑为强。因此有人认为艺术家多半倚重右脑,其中左撇子一定相当多。研究证明,艺术家中左撇子所占比例比一般人约多一倍。

除了偏重使用右脑以外,惯用左手似乎还有其他原因。医生注意到,出生时脑部曾受严重损伤的人,有四成是左撇子,医学专家推测有些人成为左撇子,是出生时脑部受到不明显的细微损伤所致,可是并非所有脑部受过伤的人都变成左撇子,这个问题似乎涉及遗传因素。

有几种复杂的遗传学说,用以解释左撇子的成因。最简单而又最完

整的学说是,大多数人都因遗传而形成惯用右手的偏向。基因中没有这种偏向的人,可能惯用右手,也可能惯用左手,纯粹出于偶然或受环境影响。

支持这种学说的一项研究指出,睡时头部常侧向右的婴儿,长大后惯用右手,常侧向左的则成为左撇子。从推理来说,睡时头部常侧向右和惯用右手都由遗传偏向造成。

另一项有趣的发现是,左撇子的胼胝体(连接左右脑的密集神经束)中纤维较多。这些神经纤维在婴孩出生后不久即大量死亡,在惯用右手的人中,纤维死亡的数目就更多。这些神经纤维死亡的数量,是由遗传的右手偏向决定,还是由某种机能控制,现在还不清楚。

大多数父母发现孩子有左撇子倾向,总会加以责罚,迫使他们和大多数孩子一样多用右手。而如今,这些孩子已成为饶有趣味的科学研究对象。

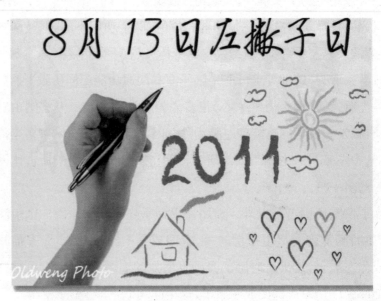

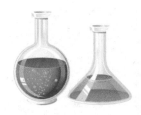

人体的生物钟

　　清晨早起,鸡啼鸟鸣,整个生物界似乎都在按着同一个时刻表在有规律地运转着。当一个人每天必须在某一特定时刻内醒来,开始不可能不借助于闹钟之类的提醒,然而,天长日久就会惊奇地发现,当你不再借助闹钟时,同样也能在大约这个时刻里醒来。甚至相差不了几分钟。生物钟并不像闹钟那样,任人随意播弄,它是人们长期规律生活养成的一种习惯,想在短时间内建立起一种规律的生物钟往往是徒劳的,同样当人体的生物钟一旦建立,也是很难改变的。有人做过一些实验,其中有一个很典型的实际就是人体生物钟实验。将一个健康人,在日常生活中形成的生物钟,移入地下,经过长时间的与世隔绝的生活,当人们询问其目前的时间时,实验者竟能回答相差无几。因而,实验设计者认为,光线的阴暗、气候的冷暖,等等,只是生物时间规律的外部条件,在人体内部还有一种类似时钟的机构,它可以不依赖外部条件而自行运转,指挥着人体的正常生物活动,这就是人体的生物钟。

　　1904 年,奥地利心理学家斯渥伯达出版了《从心理学和生物学意义上谈人类生命的周期》,他认为人体的生理、体能的变化和疾病的产生有 23 天的周期性,人的心理变化有 28 天的周期性。随之德国科学家提出了与之相类似的见解,他从所选择的病例材料中发现,人类的发病期和死亡期往往与之出生 23 天的周期节律有关联。之后的发现更加表明人类的智力活动也同样存在着一个 33 天的周期, 也就是说在 33 天内

有一天学生们的智力节律达到高潮，大脑思维、记忆力处于最佳状态，随后逐渐下降，33天后又到达一个最佳状态。目前，这种周期被广泛地应用到体育竞技项目，在预定比赛日期之前，教练员、心理医生有计划地调整运动员的生物钟，使之在预定的比赛日期时达到最佳竞技状态。

是什么使人体产生了生命节律，控制节律的生物钟在哪，它又是如何运转的？

有人认为，人体的生物节律是外源性的，也就是说某些复杂的宇宙信息是控制生命节律现象的动因，人类对广泛的外界信息，如地磁变化、电场变化、光的变化以及月球引力等极为敏感，这些变化的周期性从而引起人体生命节律的周期性。也有人认为，生命节律是由人体自身内在的因素所决定的，人即使在恒温与隔绝的地下，也可表现出近乎于24小时的节律。另外也有人认为这种生物节律是由人体内的激素所调节控制的，例如女性的月经等。近年来，一个更加接近完美的学说被提出，美国科学家发现人类的脑垂下部有一小串神经细胞，一旦它受到损伤，生命节律就会被打乱。因而，认为生物节律的正常运转是由大脑内某些专门的神经元所控制的，但是到目前没有得到明确地证实。至于从进化角度提出的进化学说更是使人感到古色古香，颇有历史学的味道。但是作为没有定论的问题，我们不妨也提上几句，这种学说认为，人类之所以有生物节律，乃是生存的需要，在生理上行为上适应了环境的节律，才能得以生存。由于人类在长期的进化中，使得体内有利的基因能够得到遗传，从而后人出现天生的生物节律来，这种节律又受到周围环境的影响，同样适者生存。不能根据环境而调节生物钟者，必将遭到淘汰，就像当今社会如果生活不规律，上班总迟到、打瞌睡，将被老板炒鱿鱼一样。

在人类尚未揭开生物钟是如何产生、如何运转之谜的时候，人们却可以合理地利用、调节它，为人类尽自己应尽的那一部分力量。

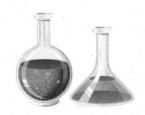

第三只眼睛

在神话传说中,许多神仙有 3 只眼睛,除正常的一双眼睛外,另有一只眼睛长在额头上,而且这只眼格外有神力。《西游记》中的二郎神就是用这第三只眼看出小庙是孙悟空变的。《封神演义》中的闻太师也有 3 只眼。民间传说中的"马王爷"同样有 3 只眼,民间不是有句"不知马王爷,长着 3 只眼"的俚语吗?

神话归神话,自然与现实不同。不过,也许你想不到,其实你、我、他,虽然不是神仙,却同样长着 3 只眼!

希腊古生物学家奥尔维茨,在研究大穿山甲的头骨时,发现它两个眼孔上方还有个小孔,成品字形,这引起他很大兴趣,经反复研究,证明这是个退化的眼眶。这个表现,在生物界引起了震动,各国的生物学家纷纷加入研究行列。结果发现鱼类、两栖类、爬行类、鸟类、哺乳甚至人类,都有 3 只眼睛。我们通常忘记了自己的第三只眼,或是从来没有想过它的存在,这是因为这只额外的眼睛已离开原来的位置,深深地埋藏在大脑里,位于大脑上部,并有另外的名字——松果腺体。

在大多数脊椎动物中,例如蛙,第三眼见于颅顶部的皮肤下。蜥蜴的第三眼虽然被鳞片遮盖着,但也能在皮下找到。科学家们发现,冷血动物把第三眼当作温度计了,可以测量周围的温度。在两栖动物中,第三眼可根据光的强弱调节皮肤颜色。而人的第三眼已经变成专门的腺体,而且很独特,除了松果腺体以外,再也没有其他腺体具有星形细胞,

这不是普通的细胞,它在大脑半球中含量十分丰富。至于腺体和神经细胞为什么如此盘根错节地缠绕在一起,人们还不太清楚。

现在第三只眼的功能和眼睛相比虽是"差之千里",但还是有点"藕断丝连",松果腺体对太阳光十分敏感,它通过神经纤维与眼睛相联系。当太阳光十分强烈时,松果腺体受阳光抑制,分泌松果激素则少;反之,碰到阴雨连绵的天气,松果腺体则分泌出较多的松果激素。松果激素有调节人体内其他激素含量的本领,因此当阴天时,松果腺体分泌出较多的松果激素,而甲状激素、肾上腺素的浓度相对降低,这些激素是唤起细胞工作的,若相对减少,人就显得无精打采、萎靡不振;天气晴朗时,松果腺体受到强光的抑制,体内其他激素增多,人们就显得生气勃勃、情绪良好。另外,通常人晚上的血压比白天低,这也是因为晚上没有阳光,人的松果激素增加,压抑了其他激素的缘故。

在人和动物身上的实验表明,尽管松果腺体的功能可能随时间推移发生变化,但是从生到死,它一直在积极地起着作用。这是因为,人们发现在第三眼的组织中含有钙、镁、磷、铁等晶体颗粒。新生儿根本没有这种奇怪的"脑砂",在15岁以内的孩子中也很少见,但是15岁以后,"脑砂"的数量开始逐年增加。俗语说:"眼睛里容不得沙子。"如果眼睛里落进小沙粒,人无法忍受。可是第三眼中有那么一小堆沙子,竟不会影响它本身的功能,这真是令人难以置信。

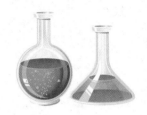

过目不忘的梦想

患有老年痴呆症的美国前总统里根在他得悉自己患此绝症时,曾要求美国人民帮助他与夫人南希迎接疾病的挑战。如今,他病势沉重,甚至将他曾连任美国总统这一伟大而深刻的经历都遗忘殆尽。其实,不仅病人,就是健康人也会遗忘,只不过是遗忘的程度有很大区别。遗忘是我们人人都经历过的事,没有遗忘,人脑很快就会被信息塞满而无法正常工作。那么,为什么有的事情"过目即忘",有的却"记忆犹新"?也就是说,遗忘的原因是什么呢?

最初,心理学家用记忆痕迹的衰退来解释遗忘现象。他们认为学习知识的活动使大脑的某些部位产生了变化,留下了各种痕迹,即所谓的"记忆痕迹"。不同的记忆痕迹留在大脑皮层中不同部位的不同神经中枢。如果学习活动之后仍不停地练习,记忆痕迹便被保持下来;若学习后长期不再练习,记忆痕迹就会随着时间的推移而消逝,出现了所谓遗忘现象。正如诗人所吟唱的:"时间会冲淡感情的酒"。

有的研究者提出遗忘是新旧经验相互干扰的结果。有时是新学的知识干扰了对已有知识的回忆,称为倒摄抑制现象;有时则是原有知识干扰了对新知识的学习,称为前摄抑制现象。这两种抑制现象已被心理学研究所证明。但是,仅以此来解释遗忘现象是否可信,仍有待商榷。

还有一种观点用记忆检索困难来解释遗忘现象。这种观点认为遗忘是由于个体无法把识记过的事物从记忆中检索出来。造成这种检索

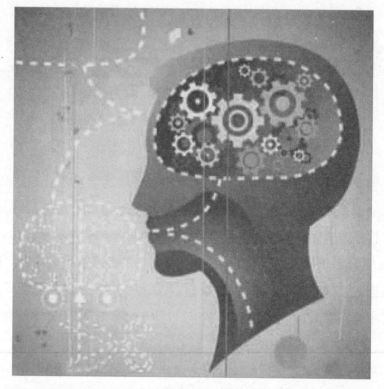

困难的原因是什么呢?有人认为检索指引的适当与否是形成检索困难程度的主要原因。以用回忆法和再认法测量回忆量为例,由于这两种测量方法的差异,即检索指引的差异,就会造成回忆量的差异。

也有研究者用动机与情绪的影响来解释遗忘,认为为了避免痛苦体验在记忆中复现,当事人就会把自己早年生活记忆中的痛苦的不愉快的经验压抑到潜意识中,以免因为这种记忆可能引起焦虑或不安,产生所谓"动机性遗忘"。另一种认知观点则认为当个体对引发记忆的刺激或检索信息不感兴趣、缺乏动机时,便表现出不应有的失忆,在别人或测量者看来是发生了遗忘,实际上他并没有忘记。

信息进入人的长时记忆系统,留下的记忆痕迹是否可以一直保存下去,研究者的争论颇多,理论争鸣实际上可以分为两派。一派学者认

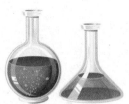

为，记忆信息不一定能永久保持，因为遗忘现象比比皆是。另一些学者则认为可以永久保持，遗忘并不表示记忆中已经没有某个信息，只是无法提取出来罢了。例如，加拿大的神经科医生潘菲尔德在脑外科手术中发现，当用电极刺激病人的大脑的某些部位时，病人会报告出一些异常详细的情景。但是，有学者马上指出，病人的报告是否为真实的"记忆"无法确认，这种报告可能是病人的某种想象。

后来，又有学者发现，知识经验可通过无意识提取或恢复，这种现象称作"内隐记忆"。例如，让健忘症患者学习一些常用词，尽管在随后的回忆和再认测验中成绩很差，但若采用其他测验方法，如给出所学词的词根或残词，让患者填成一个完整的词，患者倾向于用已学的词而不是其他词来补全。这就是说，人们可能没有意识到自己学习过的知识经验，却会在某些特别的操作任务上表现出记忆效果。但是，内隐记忆的存在并不能证明没有遗忘现象，而且内隐记忆的机制尚在探索之中，目前已成为心理学中学习与记忆研究的前沿领域。

遗忘是不可避免的，有时遗忘并不是一件坏事。问题是我们如何才能记住该记住的，忘却该忘却的呢？也许遗忘原因的揭秘会让我们如愿以偿。

特殊的"记忆区"

1998年3月6日,美国白宫为迎接纪元千年盛事,邀请了英国著名物理学家斯蒂芬·霍金,作题为《想像和变革:未来一千年的科学》的"千年系列讲座"第二讲。克林顿总统夫妇与几十位科学家饶有兴趣地听霍金上课。霍金的讲课幽默、深邃,内容涵盖时空、宇宙、生物技术、信息科技等,其知识之丰富令人叹为观止。这位出生于1942年的当代科学家,在宇宙黑洞、量子论与宇宙起源等方面提出许多重要理论,被公认为继爱因斯坦之后最伟大的物理学家。

早在21岁时,霍金就被诊断患有神经元系统绝症,逐渐发展为身体瘫痪与不能讲话。但他靠顽强的思考与记忆,在与疾病作斗争中进行他的科学探索。他回忆道:"当我上床时,我开始想到黑洞。因为残疾使这个过程变得很慢,我有较多的时间去考虑。"科学天才霍金为人类的记忆之谜提供了一个全新的研究资料。

传统心理学认为记忆是过去的知识、经验在人脑中的反映,而认知心理学则认为记忆是信息的输入、储存、编码和提取的过程。一个正常成人的大脑重约1400克,分为左右两个半球。大脑皮层是脑的最重要部分,是心理活动的重要器官,其展开面积约有2200平方厘米,厚约3~4.5毫米,结构和技能相当复杂。那么,输入的记忆信息储存在脑的什么部位呢?不同的学者有不同的看法。

持定位学说的学者认为,不同类型的记忆信息储存在大脑的不同

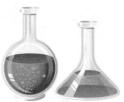

部位。早在 1936 年，加拿大著名神经外科医生潘菲尔德在癫痫病人完全清醒的条件下，为病人进行大脑手术。当他用微电极刺激病人的"海马回"的某些部位时，病人回忆起了童年时代唱过的但却早已忘记了的歌词。在潘菲尔德的开创性发现之后，又有许多研究者为这种定位说提供了临床上的证据。前苏联神经心理学家鲁利亚研究发现，大脑额叶与语词类的抽象记忆有关，丘脑下部组织则与短时记忆有关。还有一些研究成果表明："杏仁核"与内部事态的记忆有关；"尾核"与自我中心的空间记忆有关；"海马回"与时间、空间属性的记忆有关。

持均势说的学者则认为，人脑中并没有特殊的记忆区。美国心理学家拉什利在动物身上所做实验表明，学习成绩与大脑皮层的特定部位的切除关系不大，而是与切除的面积大小有关。切除面积越大，对学习成绩的影响也越大。因此，拉什利认为，每一种记忆痕迹都与脑的广泛区域有联系，保存的区域越大，记忆效果越好。

另外一种关于记忆的学说是"聚焦场"理论。它认为神经细胞之间形成复杂的神经网络系统，没有一个神经细胞可以脱离细胞群而独立储存信息。记忆并不是依靠某一固定的神经通路，而是无数细胞相互联系作用的结果。

近年来，由于激光全息理论的出现，有人提出了记忆的全息解释，认为记忆储存在脑的各个部分，而每一部分都有一个全息图。因此，虽然每人每一时刻要死去一些脑细胞，但这并不影响记忆的存储。

心理活动必须以一定的生理机制为基础，因此揭示记忆的生理机制之秘会为记忆之谜打开一条通路。但由于生物神经系统的复杂性，有关记忆的生理机制仍然有许多问题悬而未决。

超感知觉

　　长期以来,随着人类对自身心理、生理及各种超常规现象的探索和研究,超常感知觉也日益引起人们普遍的关注和浓厚的兴趣。同时也引起不少的争论,人类究竟有没有超常感知觉?这是个困扰人们多年的谜团,虽然现代科学家、心理学家对此进行了不少深入研究,但仍没有确凿的定论,反而又增添了新的谜点。

　　据有关资料多次报道,有些举足轻重的人物,在生活中面对一些极端重要甚至涉及自身前途和命运的大事需要作出重大决策时,往往并非绞尽脑汁、深思熟虑,而是凭借自己的某种感觉去决策行事。美国通用汽车公司已故总裁小艾尔弗雷德·斯隆就曾经这样评论通用汽车公司的创始人威廉,杜尔特:"据我所知,他往往灵机一动之后,便完全跟随感觉去做一件事,他从来没有觉得有必要像工程师那样去搜索论据。"据有关报道,一直依赖预感作出决策的也并非只有杜尔特这一个大企业家。鼎鼎大名的希尔顿酒店创始人希尔顿本人也公开说明自己处理事物的方法:"我碰到问题时便反复思考、估量、计划,但若是竭尽全能也不能解决时,我反而知道该怎么做了,我就集中精力听着自己静寂的心,到我听见'咔哒'一声时就觉得这就是最正确的答案。"

　　对希尔顿靠凭空臆想而取得酒店的成功人们虽然难以置信,但发生于石油大王之间有关超感知觉的故事,当时却引起人们极大的兴趣。1969年,在美国有两大石油集团将以密封投票的方式竞争美国阿拉斯加普洛海湾一片面积为 6.4 平方公里地段的钻油权,后来的事实证明这块地方石油藏量极为丰富,但当时的价值却没有一个人知道。参与竞争的是来自加利福尼亚州的美孚——菲利普斯——标准集团和阿默拉达·赫斯——格蒂集团,竞争的价钱同是 7210 万美元。然而,临到开标前,后者参加竞标的负责人利昂·赫斯突然预感到按原价会投不到标,便当即把标价调高到 7230 万美元,事后证明,他以微不足道的 20 万美元差额获得这片价值珍贵的土地。

从本世纪初开始,有些科学家及心理学家对于超感知觉进行了比较深入广泛的研究,美国的赖恩博士,是现代超常感研究的创始人。他最早研究心理学,1920 年获植物生理学博士,又转为研究心灵学,先是在哈佛大学,后转到杜克大学任心灵学实验室主任。1934 年,他发表了名为《超感知觉》的论文,在论文中发表了有关超感知觉的部分实验结果,包括心灵感应能力、预感和超距视觉的能力。在科学界引起了广泛的兴趣,同时也激起科学界激烈的争论,甚至猛烈的抨击。其原因一是因为从物理学的角度出发,赖恩的实验结果(特别是所谓千里眼)显然违背了物理学的原理,二是因为整个科学界竟然受到一名德高望重的大科学家对最基本的科学常识的挑战。因此,批评赖恩的人以前还鉴于他在科学界的威望,而不愿意当场反驳,现在便毫不犹豫地发表各自的看法。汉塞尔是英国著名的心理学家,也是极力反对超常感研究的学者。他在所著的《超感知觉:科学上的批评》一书中坚称,对超常感的实验,若是有什么巧合以外的因素在起作用,这种因素可能是欺骗。后来为了避免欺骗和断章取义,科学界里有很多的科学家表示实验必须重做。这样,赖恩宣称的实验结果造成当时美国国内外的超常感研究不断激增。重做实验的方法和步骤也引起激烈的争论,后来这些人实验的结果有的说和赖恩的相同,有的说根本不同。有意思的是,连赖恩博士本人也

不断地一遍又一遍重做自己的实验,其结果也是成败参半。这样造成的结果是,一方面持传统观点的科学家大多数鉴于无法获得屡试不爽的相同实验结果,便干脆对赖恩的实验结果置之不理或者加以排斥。另一方面赖恩博士和其他持相同观点的心理学家却认为失败是一种线索,有助于更好地研究超常感现象的本质。于是赖恩博士又继续对此研究了 30 年,鉴于赖恩半个世纪的研究成果,1971 年,在美国人类学家玛格丽特·米德的建议下,"美国科学促进协会"正式接纳美国"心灵学家协会"为科协附属组织。当然,赖恩并不是第一位在实验室里研究超常感的科学家,法国巴黎的利克特、美国斯坦福大学的库弗、哈佛大学的埃斯塔·布鲁克斯等人都研究过超常感现象。

尽管人们对超常知觉的研究有了一定的进展,需要说明的是,超常感研究至今仍未进入科学的主流。一些比较严谨的科学学报仍然不愿意刊载有关超常感的文章,目前在美国也只有少数大学愿意资助超常感研究。美国杜克大学在 1965 年赖恩退休之后,便撤销了对心灵学研究的支持。

心灵学与传统科学持久分裂的原因之一是有些别有用心的人捏造实验的结果,作假证和伪证,搞欺骗行为,因此不同程度地玷污了心灵学研究的名声和信誉。

超常感研究未能获得传统科学界承认,有的科学家认为,目前最大的障碍既不是实验方法上的争论,也不是绝对怀疑这是欺骗行为。而是在于超常感研究没有办法发展成为一种严谨、可信的理论学说,去解释一些仿佛超越我们现有时空观念的现象。因为科学的基本精神要求任何一种科学基本学说既要铁的事实,还要找出解释事实的方法。

大约一百年前,曾经获得诺贝尔奖的生理学家李克特教授,对超常感现象下了也许最恰如其分的评语:"我绝不是说这是可能的,我只是说这是确有其事。"

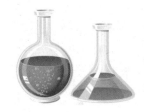

神奇的梦境

为什么有人"托梦"

1985 年 5 月 2 日，日本北海道稚内市的市民聚集在体育馆里举行一次祭灵式，以祭奠在 4 月 23 日"日东丸"渔轮海难事件中失踪的 16 名船员，有消息说这 16 名船员全部遇难了，无一幸免。

5 月 4 日，按习俗，失踪船员家属之一的松田富美子一家人正在彻夜守灵。松田富美子始终深信自己的丈夫还活着，因为丈夫在每次出海捕鱼归来之前，她总会梦见自己的丈夫，这次她也做了一个同样的梦。

果然，她的梦应验了。她的丈夫松田二等航海士和池田良助甲板员、加川武太郎甲板员在大海中漂流了 17 天，奇迹般地生还归来了。

梦的内容是丰富多彩的，也是充满奇异现象的。

俄国有一个名叫加里娜的女青年出差到基辅，就在她到达基辅的第一个晚上就做了一个梦，梦见母亲病倒了，在叫她快回家。当时这个女青年并没有在意。可第二天晚上，她又梦见大家在为母亲料理丧事。她感到吃惊，天一亮就赶到邮电局往家打电话询问。哥哥立即回电说，母亲病重，速归！她连忙赶回去，终于在母亲病故前见了最后一面。

以上的事例，实际上就是俗称的"托梦"，目前，在科学上还无法解释清楚这一现象。

　　在波兰的捷尔那克也发生过一段与梦有关的感人故事：当地的少女梅娜与青年斯塔尼·劳斯相爱着，由于第一次世界大战的爆发，将他们拆散。斯塔尼当兵离开心爱的人上了战场，从此，梅娜便一心一意盼着战争早日结束，以便与心爱之人喜结良缘。就在战争结束前的一个月，梅娜始终被一个噩梦所萦绕，斯塔尼在黑暗之中，他被巨大的石块阻止在一个无法脱身的地方。他试图推开身边的巨石，都没有做到。他绝望的神情，深深留在梅娜的记忆中。

　　梅娜对这个梦感到奇怪，但又说不清是为什么。到了第二年的夏天，梅娜依然在做男友的梦，在梦中她看见山上的城堡，城堡崩塌了一大片并把城堡的出口堵住。她还在梦中听见了斯塔尼的呼救声。这个梦天天在继续，它使梅娜终于有一天所醒悟了，她决定必须找到这个梦中的城堡，看看到底是什么事在干扰她。

　　梅娜踏上了寻找城堡的道路，然而她并不知道这个城堡在什么地方，只能漫无目标地在全国寻找。她在寻找的过程中，遇到的千辛万苦是可想而知的。

　　1920年4月的一天，梅娜来到一个小村庄外，在她眼前的山顶上出现了一个城堡，令她激动万分。她兴奋地大喊："我见过你，我在梦中无数次见过你！"村民们对这个不速之客都感到奇怪，他们好奇地随着梅娜来到了城堡倒塌的地方。她求几个男人帮忙把倒塌的石块搬开。第一天没发现什么。村民们听梅娜讲了梦中的事，虽然都认为有些好笑，可又不愿伤一个姑娘纯洁的心，到了第二天依然来帮她搬石头。就在干到快天黑时，人们听见石头下有男人的呼救声，不由大吃一惊。很快他们将一个人从洞口里弄了出来。那人正是梅娜的男友斯塔尼！

　　原来，斯塔尼在战斗中以城堡为掩体，可是炮火击中了城堡，把他掩身的地方堵死了。战斗结束后，人们也没发现他。幸亏在洞中有食物

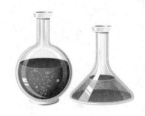

和水,他就这样一待就待了两年,直到梅娜来救了他。

是谁让梅娜做这个梦的?她又是如何了解这个从来没见过的城堡的呢?此事让人感到有些玄乎,但又无法否定它的真实性。因此,我们只能说:梦,太神奇了!

还有的人在做梦时,感到了危险的临近,正是由于他做好了应急的准备,才使得自己化险为夷。

至今在伏尔加河流域的城市中还流传着这样一件怪事趣闻,有一个人进城办事,他所带钱款不多,只好住进一家便宜的旅馆中。他住在一个单间里,晚上睡觉时,总是做噩梦,闹得他心烦意乱,身上总感到特别别扭,也不知为什么。这样,他被这种倒霉的思绪折腾了一天。第二天睡觉时,他的这种感觉更强烈了,他考虑了许多,最后他把床挪到另一个角落里。就在这天半夜中,屋子的房梁突然断了,正好砸在他原来放床的地方。当他被响动震醒后,一见此情,不由得吓出一身冷汗!后来,当他回忆这段往事时,他自己也弄不清为什么就把床搬了。反正搬床之后,他心里就立刻感到了舒服。人们还没有科学地解释这件事的因果关系。

在桑夫兰斯科郊外有所阿拉眉达医院。有一天晚上,院长哈罗德十分清楚地梦见在1972年之后,将有一架喷气式飞机坠落在医院的附近。梦醒之后,他认为这种可能性是存在的,便连夜着手准备了一个非常事态下应急训练抢救计划,并很快交给医院实行。到了1972年2月7日,一架海军的喷气式战斗机,不幸在医院的公寓中坠落,数分钟后,医院的救护队就赶到现场,并像平时训练那样迅速展开救护,一切都是有条不紊。经过及时救护,虽然最终有10人死亡,41人受伤,但是如果没有院长做梦之后那个应急训练计划,这次事故死亡人数肯定会大大增加。

梦中启示

每个人都做过梦。梦中的事情千奇百怪，五花八门。千百年来，人类就在探索"梦"的奥秘，可是一直到今天，人类对"梦"的了解就像对人自身的了解一样贫乏，甚至几乎还不知道什么是"梦"？对梦的作用及过程是怎么一回事，也是一无所知。

梦，仍是神秘莫测的。

一般人做梦，可能仅仅是做做而已，并且过后就忘。但梦对某些科学家或艺术家来讲，有时竟会产生不同寻常的意义。

英国剑桥大学曾对许多创造性学者的工作进行了一次大型调查。在最后的调查结果中表明，有70%的科学家从梦中得到过有益的启示。

著名的物理学家波尔在梦中看见自己站在充满了热气的太阳上，而行星似乎被一股细丝拴在太阳上，并在绕太阳转动。他醒后，立刻联想到原子模型的实质，原子核就像太阳固定在中心，而电子则似行星围绕中心在转动，这就是著名的"原子模型结构"。

梦的创造性也能使艺术家得到灵感。意大利作曲家塔蒂尼在睡梦中突然涌出一种奇妙的创作冲动，耳边响起了一支优美的曲子。塔蒂尼忙从床上爬起来，拿来纸与笔，把那尚没消失掉的曲调记录下来。就这样，他靠梦的帮助，谱成了闻名世界的奏鸣曲《魔鬼颤音》。

意大利伟大的艺术家达·芬奇有一个特殊的笔记本，上边专门记录在梦中出现的各种幻觉和意念。他说，他在艺术和科学上的成功秘诀都在此，从中能促进他在科学上的新发现和艺术上的创造。

梦中能发现，梦中有构想，梦中有创造，这一功能有点离奇古怪，但又非天方夜谭。只要我们调动所有的智慧，这梦的内幕总会有揭开的那一天。

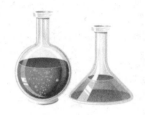

梦游阐说

梦游是一个迷惑了人类几个世纪的问题,人们一直在争论。夜间的梦游者是清醒的?还是睡着的?科学家的看法各占一半,目前对这个问题还没有一个确定的解释。

但有些事让人称奇,梦游者可以爬上陡峭的屋顶;可以解出平时不会的数学难题;能在钢琴上奏出动人的音乐;还会越过有玻璃的窗户在睡觉时谋杀犯罪,而醒后却一无所知。

有一些梦游者,为了阻止自己的行为,他们常常在睡前把门锁好,藏起钥匙,插好窗户,安上各种装置来随时叫醒自己,然后再把自己捆在床上。可是在他们睡着后,仍能用一种奇特的方法来摆脱这些束缚,走到户外去。

对此,专家们也无法解答。

秘鲁东南部的一个小城,城内有 2 万多人口,大部分人都患有梦游症。白天,市内一片寂静,行人不多。可一到深夜,人群熙熙攘攘,十分热闹。这些人都身穿睡衣,四处游荡,行为怪诞,处在梦游之中。初来此地的游客,往往会被这种怪现象吓一跳。

法国有一名警探,奉命去调查一宗谋杀案。该案受害者胸部中弹,因流血过多而死,尸体倒在一处海滩。由于案件发生在深夜和偏僻的海滩上,没有目击的证人,因此破案非常困难。这名警探以锐利的目光巡视现场,从遗留在沙滩上的遗迹发现,凶手没有穿上鞋子而右脚只有 4 只脚趾印。这一发现使他大吃一惊,因为他的右脚只有 4 只脚趾,他本人又患有梦游症。后来他把射入受害者身上的弹头取出来化验,结果证实正是自己使用的枪弹。他立即向当局自首投案。由于他是在梦游症发作时误伤人命,故判无罪。

　　南斯拉夫莫斯塔尔市一名叫赖斯·特洛克丝的妇女,在梦游中飘飘忽忽地行走,醒来时发现自己倚在离家160多公里远的一棵树上。她吓坏了,因为她有惧高症,可是她怎么也搞不清楚自己怎么会爬到树上去的。

　　赖斯说:"这次梦游和以往不同,我感觉到风吹过我那张开的手臂,那种感觉既让我害怕,又难以相信。"现在已是两个孩子的母亲的赖斯今年32岁,她回忆说,梦游开始时,她听到夜莺在窗外歌唱,它好像在唱"跟我来,跟我一起走。"赖斯说:"于是我起身走到窗边,随后跃身窗外,不知不觉双臂上下摇动,就像鸟儿振翅高飞一样,而那只小鸟就飞在我前头,于是我便随它飞越城市到了郊外。"

　　在梦游中,赖斯可以看到河流、山冈、村庄等的轮廓,走了很久很久,她渐渐感到疲劳,便在一个小镇外爬到一棵大树上休息了。

　　赖斯说:"等我醒来睁眼一看,我的心脏病差点发作,我坐在离地面约40多米高的树杈上,我大叫起来,于是引来一些过路人,并找来消防队员用云梯将我放了下来。"

　　她的丈夫又惊又怕;他接到电话后立即赶到离家160公里外的地方接回太太,他还将卧室的所有窗子装上了铁栅栏。他说:"我不能相信她真的能徒步走那么远,竟然还爬到那么高的树上去!我可不想冒险让这种事再次发生。"

　　梦游这个稀奇的现象究竟应该怎样解释呢?有一种解释认为梦游乃是将梦境的内容用外在行动逼真地表现出来。这多是由于人们内心世界的各种情感波动引起的。一个典型的例子就是莎士比亚笔下的麦克托夫女士,她之所以梦游,是因为她为自己犯下的凶杀案感到异常内疚。治疗梦游的方法就是将梦游者内心的所有烦恼和忧虑统统赶跑。

　　有一个很老的问题:那些梦游者到底是睡着的还是醒着的?专家们认为他们是处于半睡半醒状态。铁普里特兹博士曾花了10年对这个问

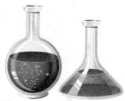

题进行研究后说："梦游者的运动器官是醒着的，而感觉器官却睡着了，起码是部分睡着了，换句话说，他们可以在睡眠状态下走路做事，但却不知道自己正在做什么。"

关于梦游还有其他一些有趣问题。例如，人们通常认为把梦游者突然叫醒是非常不好的，甚至会造成难以想像的后果，然而专家却认为这种影响和用闹钟把沉睡的人唤醒所造成的影响差不多。梦游者会不会做出凶杀等意外事情呢?这种事的确有过报道，但所幸的是，绝大多数梦游者有较强的反对凶杀和暴力的约束心理，他们不会在梦中做出任何违背他们道德标准的事情。

英国伦敦圣·乔治医院的克利斯普教教授最近则提出一种看法，他认为，梦游者实际上是醒的，只是他们的大脑处于一种"分裂状态"，在这种状态下，大脑的完整功能被阻断，但大脑的某些思维过程仍在继续进行。大脑的这种"分裂"状态是一种保护性机制，它可以反映出梦游者受压抑时的心态。

圣·乔治医院对"睡眠障碍专科门诊"收治的病人进行一系列常规的个性检查。检查结果发现，梦游者在这些检查项目中，有许多指标与一般人之间没有显著差别，但是在特殊项目检查中，某些检查指标很高，有些人表现出过分喜欢热闹、好动、爱出风头的个性，而在全醒时患有人格分裂症的人，容易从深度睡眠中突然惊醒的人以及处于惊恐状态的睡眠者中间，此个性特征亦明显。

测量的结果表明，在梦游和夜惊发作时，患者表现的生理变化与一个沉睡的人被突然唤醒时表现的变化非常相似。圣·乔治医院的研究人员认为，梦游患者的脑活动状态与我们常人在沉睡中被叫醒时感受到的暂时性定向力障碍相似，梦游者突然惊醒的现象是很普遍的，只是这种定向力障碍进一步发展和延伸为一种精神上的分裂状态。

毛发的解析

哺乳类的特征是恒温、以肺呼吸、胎生,但是不要忘了哺乳类还几乎全身覆盖着毛,所以哺乳类也称作"有毛的动物"。

为何而生

哺乳类的毛发大概有 5 种功能,防止体温下降以保温;防止危险物直接接触到皮肤;利用体表的颜色或花样保护自己不被外敌或猎物发现;利用毛发碰触外物以感知外界信息;保持并扩散顶泌腺制造出来的具有独特气味的物质,以标示领域或吸引异性,发挥激素的沟通作用。

毛发功能的必要性根据动物种类而不同。例如,鲸类因适应水中生活而丧失毛发 5 种功能的必要性,最后连毛发也丧失了。在极寒世界中生活的北极熊,则为了在冰雪上走动,连脚底都长了毛。

那么,人类为什么除了头或腋下等有限部位之外,只有名为"软毛"的不发达柔毛呢?虽然对于原因的说法各种各样,但是不论哪种说法都没有明确的证据。

细胞变成毛发

我们身体表面的毛发虽然大小、形状不同,但是所有毛发都基于相

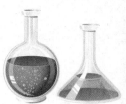

同原理,从皮肤的一部分变化而成。了解毛发的生长机制,将可找出头发变少、秃发等毛发相关问题的解决之道。首先,我们来看看最近逐渐明朗的毛发生长机制。

变成毛发的是位于皮肤表面的表皮细胞,这些细胞彼此紧密接合在一起,形成名为表皮层的细胞层。位于表皮层下面的是真皮层,真皮层的构造就像细胞嵌在果冻内,果冻部分的主要成分为称作胶原的蛋白质。

人类的胎儿在受精后 80 天以前,表皮层虽然光滑,无法区分哪里会生长毛发、哪里不会生长毛发,但是细胞内部却已经起了变化。在制造毛发的时期,原来作用于整个表皮的肿瘤坏死因子受体——"外胚层发育异常受体"基因,只作用于部分表皮细胞,不久这些受 Edar 基因作用的表皮细胞,会有"Sonichedghog"(Edar)基因等若干基因被活化,使原来均匀分布的真皮细胞,集中到这些受 Edar、Shh 等基因作用的表皮细胞正下方。集中过来的真皮细胞,受到 Shh 的刺激而产生性质变化,原来不表现的"骨形成因子 4"基因也开始作用。 BMP4 可能和其他基因一起,对位于这些真皮细胞正上方的表皮细胞,下达"变成毛发"的指令。

表皮细胞接到"变成毛发"的信号后,开始旺盛地增殖,而逐渐进入位于表皮层下方的真皮层。这时进入真皮的表皮细胞不只旺盛地增殖,性质也变得和原来有点不同。这是因为在这些细胞中作用的基因种类和原来的状态不同;换句话说,它们使这些进入真皮的表皮细胞变成制造毛发的"毛型表皮细胞"。

毛发生长与毛乳头

毛型表皮细胞一旦开始增殖,真皮细胞团就会像引导表皮细胞一样,与表皮细胞一起进入真皮深处。这时真皮细胞会旺盛地分泌数种名

为"基质金属蛋白酶"的分解酶,分解真皮的主成分胶原等,帮助表皮细胞进入真皮。当表皮细胞到达某个深度后,真皮细胞团将被毛型表皮细胞包围,成为与毛发生长及细胞分化密切相关的"毛乳头"组织。

接着,毛乳头会将周围的毛型表皮细胞变成毛母细胞。虽然毛母细胞为毛发的根源细胞,但毛母细胞不只会变成毛发,也会变成包在毛发周围的组织。这个组织称作内毛根鞘,可在毛发的外侧形成漏斗状的筒形坚硬构造,扮演决定毛发形状的铸型角色。毛母细胞非常活泼地增殖,这些不断增加的细胞于是将毛母细胞从下往上推,使毛母细胞在内毛根鞘的内侧往上升。这些细胞在上升途中,角质化而变成毛发。

所谓角质化,是指名为"毛发角蛋白"的蛋白质结成束、形成强韧纤维的过程。细胞通过角质化,细胞核及细胞质成分几乎全部消失,细胞死亡,只剩毛发角蛋白及脂质、水等成分残留,而形成毛发。埋在皮肤里面制造毛发的组织称为"毛囊"。

毛发的颜色虽然因人而异,有白或金、红、茶、灰、黑等色,但是全由名为黑色素的色素所形成。位于毛乳头及毛母细胞之间的色素细胞,会将合成的黑色素装在小囊中,释放到细胞外。位于色素细胞周围的毛母细胞,再将它纳入细胞内。毛母细胞即使角质化,细胞中的黑色素也不会分解,这些残留的黑色素便使毛发有了颜色。

黑色素细胞有真黑色素细胞与红褐到黄褐色素细胞2种,毛发的颜色因两种黑色素细胞的比率及毛发中的色素分布状态等,而呈现多样性。加上黑色素的合成能力会随着年龄、后面将提到的毛发周期等因素而变化,因此毛发的颜色会变。

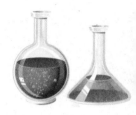

各有各的寿命

毛发并非无止境地生长,毛发生长具有周期性,它会从生长期经过退化期、休止期,再次回到生长期,不停循环,这个循环称作毛发周期。

以人类头发的情况而论,生长期大约2~6年,在这段期间内,头发会以大约恒定的速度持续伸长。头发生长期的长短及伸长速度因人而异,一般来说,女性头发的生长期比男性长。头发虽然平均每天长0.4毫米,但是即使是同一个人,后头部的头发也长得比前头部的头发快。如同头发有毛发周期一样,其他毛也有毛发周期。睫毛和眉毛即使不去修剪,再长也不过1厘米左右,这是因为它们的生长期只有一个月左右。

生长期结束,进入退化期,毛发的根源(毛母细胞)及色素细胞开始萎缩,毛发根部向表皮方向上升。毛根上升到成长期时的二分之一长度时,毛根正下方会有活力低下的毛乳头细胞团附着。休止期即在这种状态下持续好几个月。

其后,当萎缩的毛乳头接收到某种信号而被活化,将刺激附近的毛发干细胞,促使毛发干细胞增殖。我们可以将毛发干细胞比喻成制造毛发的毛型表皮细胞母株(stock)。当毛乳头细胞及毛型表皮细胞再次朝皮肤深处前进后,毛乳头又会形成,毛乳头周围的毛型表皮细胞也会变成毛母细胞。这时毛发开始伸长,进入毛发生长期。

为何停止生长

毛发从生长期进入退化期的过程,可能与部分神经营养因子,以及成纤维细胞增殖因子蛋白质有关。以基因操作培育出不具有 FGF5、

BDNF 的老鼠，这些老鼠的毛将因毛发生长期一直持续，不进入退化期，而长个不停。相反地，制造过多 BDNF 的老鼠，它们的毛发周期会比普通老鼠更早进入退化期。

进入退化期，FGF5、神经营养因子等基因群开始作用，色素细胞停止合成黑色素，色素细胞的细胞质变少。这时毛母细胞也停止分裂，毛发因此停止伸长。残留的下部毛母细胞、内毛根鞘细胞，随着细胞死亡而消失，毛囊也逐渐变短。这种细胞死亡并不是毛发营养不良等外在因素所引发，而是这些细胞接收到退化期开始的信号，启动了细胞内的自爆程序；也就是引发了所谓的"细胞自戕"。细胞以自爆程序有计划地停止毛发生长，使毛发的长度获得调节。

男性激素

让许多男性感到烦恼的雄性秃，和其他秃发症不同，并非一次掉许多头发，而是每根头发随着每次毛发周期循环逐渐变细的是毛乳头的大小。雄性秃者的毛乳头经过一次循环进入新的成长期时，可能由于无法顺利再活化，只能形成较小的毛乳头，制造出较少的毛母细胞，遂使他们的头发变细。加上生长期不持续，头发还没开始伸长就进入休止期，毛发周期快速循环，更加速头发变少。

只要比较一下自然脱落的头发的长度、粗细，就可判断是否发生雄性秃。如果细短、看起来脆弱的头发多，就应怀疑发生雄性秃。这是因为毛发周期变短，头发在细短的阶段就可能脱落。

虽然活化毛乳头细胞就可防止雄性秃者头发变少，但是这种特效药还未发明。多数生发剂都是以促进头皮血液循环取得生发效果，这些生发剂中有两种最近受到瞩目。

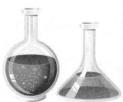

一种是以名为 minoxidil 的化学物质为主要成分的外敷药。minoxidil 是以"Riup""落建"为商品名的生发剂主要成分,原本开发为高血压药,后因知道服用后会有体毛变浓等副作用,而转作为生发剂。开始时,研究人员以为它因血管扩张作用,促进头皮血液循环,而出现生发效果。但是它似乎直接作用在毛乳头、毛母细胞的基因上,也许因为如此,效果比一般生发剂来得明显。可惜这种生发剂对头顶部头发变少的人有效,对头发从前头部开始变少的人无效,对失去头发很久的人有时也无效。

第二种是以 finasteride 为主要成分的口服药,这是以"柔沛"为商品名,经过美国食品与药物管理局(FDA)认可的生发剂。通常我们体内的睾酮等男性激素,经转换成二氢睾酮 (DHT)这种活性更高的物质后,才产生作用。finasteride 就是通过抑制将男性激素转变成二氢睾酮的酶作用,使二氢睾酮无法合成,而阻碍男性激素作用在头发组织上。将男性激素转变成二氢睾酮的酶有两种,finasteride 只会阻碍与雄性秃、胡须发育有关的这两种酶。虽然看起来像是理想的药,但是以副作用来说,却会明显使服药者出现精力减退等症状。不论是 minoxidil 或 finasteride,一旦停止使用,秃发就会再次发生。

雄性秃目前已不被看作疾病,就像有人胡须多、有人胡须少一样,男性秃不秃发,并未超出个人风格范围,我们却不断因秃发而烦恼。现在已经进入"利用药物、基因操作,可人为变更与生俱来的基因程序"的时代,我们是不是应该回头想想"毛发对人类而言,究竟为何存在?"

观发知病

头发是一种生物体,它又是生命的一部分,头发的脱落和干枯是人的肌体产生某种变化的信号。专家提醒说,阻止脂肪吸收的减肥药可以给头发造成部分损失。鉴于头皮屑和秃头是居民最担心的问题,委内瑞拉已组成了毛发学工作小组。

通过头发可以捉到一名罪犯,因为头发是一种无声的证据。但是怎么扯到法律问题上去了呢?成年人有 8 万至 15 万根头发,它们每个月长 1 厘米,每根头发的寿命为 2 至 6 年。通过头发可以知道一个人的健康状况,因为发丝与细胞一样,是一种生物体。加拉加斯大学附属医院的皮肤病学家埃尔达·希安桑特说:"头发是人体的一面镜子,研究它可以使我们发现一个人的健康出了什么问题, 头发缺少光泽和秃头是人体的 X 光片。"

希安桑特说,例如,贫血和营养不良是掉头发的原因。甲状腺机能亢进可能有损于发质并造成脱发, 特别是甲状腺机能减退可以使发质发脆并干枯。妇女绝经期激素水平改变的后果之一是头发脱落。少白头则可能是狼疮这种自身免疫力下降疾病的牺牲品, 这种疾病最常见于女性。希安桑特说:"由于生物化学原因,紧张催人老。神经肽这种物质的增加可以使发头的皮脂囊发生病变。"皮炎可以损伤秀发。

任何人都不会惊奇化疗可以造成患者脱发。但是还有其他药物也同样会伤害头发,如过量服用维生素 A、减少胆固醇的药物和避免凝血的药物。

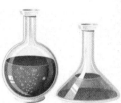

"我才 29 岁,可我正在大量掉头发,我该怎么办?""在我的褥子上,我看到了大量的头发。""最好服用什么维生素可以保养好我的头发?"这些是毛发学最迫切需要澄清的问题。像西班牙和其他国家一样,委内瑞拉正在创建一个毛发学工作小组。巴尔加斯医院生物医学研究所所长安东尼奥·龙东·卢戈说,头皮屑和秃头是两个最明显的问题,也是委内瑞拉人向皮肤病学家咨询的有关头发的两个首当其冲的问题。头发的任何一种异常引起的不安,就在于当今世界上头发是非常显眼的,因此有一头健康秀发是重要的。亚莱大学组织的一次调查表明,头发不好不仅有损于男女的外表,而且伤害自信,怀疑自己,加剧社会的不稳定。奥克斯福德头发基金会认为头发是 4 种基本因素决定的:遗传、个人健康状况、营养和保养方式。希安桑特说:"一些东西是可以改变的,而另外一些则不能。如果你把头发染成金色或者烫发,那你就不能发表意见了,但是你可以在其他方面发表意见。"毛发学工作小组正在忙碌地研究人们自身经常发生的对头发的伤害、头皮的承受能力和化妆过程这些外部"凶手"对头发的损害。

一天掉 100 根头发属于正常范围之内。希安桑特说:"但如果掉的头发超出了这个范围而且不再生长,这就是病态了,必须寻找原因。"龙东·卢戈把脱发的原因分为先天和获得性(外伤、激素水平变化、自身免疫力下降、身心相关的疾病、中毒或各种因素兼而有之而形成的复杂因素)。

当听到有人说:"我儿子刚满 5 岁,就被诊断为脱发病"的时候,这并不奇怪,唯一的回答是,只有等医学找到了这种病的原因(自身免疫系统受到了侵害),才能解决这一问题。脱发病明显的是发根成了被侵害的目标。头皮有它自己的敌人:牛皮癣(占居民的 1%至 2%),这是一种也同时出现于肘部和膝盖的慢性皮肤病;大量掉头皮屑(脂溢性皮炎)。

人自己的手指头对于头发来说也是一个威胁:自觉或不自觉地挠

头皮是常见的事。希安桑特说:"我们看到青少年每时每刻都戴着帽子,这样会给头发带来持续不断的压力,造成脱发。"被认为是使头发更美丽的物品可能会收到不利的效果,如使头发定型的发胶和染发剂等。使用吹风机可以使头发柔顺并吹出发型,但伤头发。发卡等化妆用品、阳光和游泳池里使用的化学清洁剂都会对头发造成伤害。希安桑特说:"受损伤的头发不能被修复,唯一的办法是剪掉。"

这两位专家认为,使头发褪色和使弯曲的头发变直对头发的伤害更大。首先,它伤害了头发的外部。这就如同指甲被剪得过多、容易受到任何一种创伤一样。其次,是由于化学成分的原因。

头发也不是无人照料的漂泊不定的孤儿,有一些滋润品可以抵消不利影响。常见的秃头病(男性脱发病)可以通过细密栽植头发来改善。专家们不赞成去头屑的主张,因为并不像某些洗发香波的广告所说的那样,头屑仅仅是一种真菌引起的。龙东·卢戈提醒说:"为了防止上当,不要相信医治头发的秘诀。"也许最重要的是不要随便处理这一生物体,而是把头发作为最需要精心照顾的患者来对待。

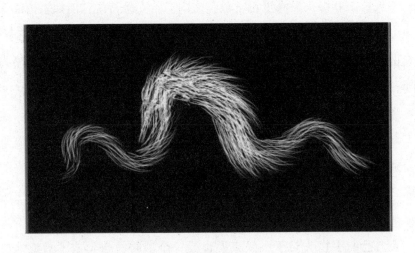

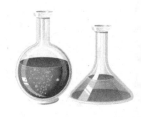

唾液解析

唾液是一种平淡无奇的液体,是傻笑、流口水和校园里做出粗野行为的原料。人们很少认真对待它一直到你失去了它。如果你的唾液腺不再正常而勤劳地每天分泌 2 到 3 品脱唾液,你就会珍惜这种奇妙的物质了——它的作用不仅是让食物变成糊状和易于消化而已。

唾液成分

科学家已经发现,唾液比水要复杂得多。它含有多种蛋白质,帮助控制我们口腔里的大量菌群。它充满某些使唾液变得黏稠的物质,防止牙齿受腐蚀并促进伤口愈合。它携带大量激素和其他化学物质,能够揭示一个人是否吸烟或是否感到紧张。

难怪人们如果嘴里没有唾液就会有麻烦了:牙洞将迅速扩大;舌头疼痛、开裂,成为酵母菌滋生的温床;在一个口干舌燥的世界里,讲话和吞咽都成为挑战,吃块饼干无异于一场冒险;一觉醒来你会发现舌头和口腔黏在一起。专家预测,在未来几年里,这种不体面的事会越来越常见,因为患口干症的人数将不断上升。在美国,每年有数以万计的人因头部和颈部癌症而实施放射疗法,这种疗法可能对唾液腺造成永久性损伤。一种叫舍格伦综合症的疾病会使患者的免疫系统攻击他们自己

的唾液腺,约有 100 万人由于患有这种病而导致口干症。

但是,越来越多的人(据估计有 2500 万,而且随着人口老龄化还会增加)是由于治疗抑郁症和高血压等病的 400 多种现代药物的副作用而患上口干症的。

口干症

一些科学家正在向口干症宣战。这群人诙谐地自称"口水部队",他们利用人类数十年积累的唾液方面的丰富知识,正在致力于制造出更好的人工唾液来滋润和保护口腔,并发明帮助唾液正常分泌的新药。他们正在试验通过基因疗法修复唾液腺,甚至在口腔内植入人工唾液腺。

他们的目标远不止修复口腔这么简单。正如水蛭的唾液为我们提供了抗血凝剂一样,研究者希望人类自己的唾液能够生产新的抗生素,或者有朝一日患者的唾液腺能够生产可令病体康复的激素。

资深的唾液学家兼全国牙病和颅面研究所医生劳伦斯·塔巴克说:"这个领域令人感到兴奋,我们正在进入一个新阶段。"

欧文·曼德尔是唾液研究领域的老前辈,在某种程度上也是这个领域的历史学家。他说,唾液科学在医学史上出现较晚。

20 世纪 50 年代以来,曼德尔和其他一些研究者证实了人类唾液含有数百种有用的化学物质,并充满了细菌、病毒、酵母菌和皮肤碎屑,用曼德尔的话来说是"大杂烩"。他们一直忙于研究这些蛋白质——试图找到维护口腔健康的重要物质。

唾液中有一种长长的、具有黏性和弹性的蛋白质,上面附满了糖类,称作"黏蛋白"。它使唾液具有黏性,因此才能顺利地包裹牙齿和牙龈。南加利福尼亚大学的唾液分子生物学家保罗·丹尼说,研究黏蛋白实在是一

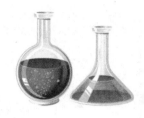

件苦差事(他感叹道:"它们黏在所有东西上"),但是这是值得的。

各家实验室的研究显示,黏蛋白的作用不仅仅是为牙齿提供物理屏障。黏蛋白还黏附在导致龋齿和牙龈疾病的细菌上,破坏它们侵害牙齿的能力,也帮助我们的免疫细胞攻击它们。

黏蛋白只是冰山一角。其他蛋白质,例如过氧化酶、溶菌酶和乳铁传递蛋白等,还有我们本身的抗体也向细菌和真菌发起进攻。

一些研究人员希望,人们对唾液蛋白质的认识能够改善人工唾液的质感和护齿效果。明尼苏达大学口腔医学和口干症诊所的纳尔逊·罗德斯医生说,目前的人工唾液一般包含一种增加稠度的化学合成物质,但是它使唾液变得太稠了(如果说人们开始时是口干舌燥,使用了这东西就像往嘴里灌了胶水)。

基因疗法

一些科学家不想仿造唾液,他们希望通过基因疗法修复腺体,让唾液恢复正常分泌。

但是全国牙病和颅面研究所的基因疗法和治疗学主任布鲁斯·鲍姆说,截至目前,只有老鼠的口干症真正得到了治愈。老鼠们(事先用放射法毁坏它们的唾液腺)不是长出了全新腺体。通过基因疗法,丧失正常分泌功能的腺体重新开始工作了。

基因疗法绝不是唯一引起鲍姆兴趣的唾液学。他的研究小组也正在努力研制人工腺体——利用刮取有分泌唾液功能的表皮细胞来制造。这些细胞将在一个可被生物分解的小管中生长,然后连小管一起植入口腔中。

鲍姆和阿拉梅达一家生物技术公司 Centeric 公司也为唾液腺可以

像微型工厂一样工作的想法所激动。两者均指出，这些腺体不仅向口腔里也向血液中分泌液体和蛋白质。

　　既然你能够注入基因改善某人唾液的质量，当然也能够注入基因帮助身体所需其他激素的分泌，生长激素、胰岛素……凡是你能想到的激素。塔巴克说，事实上，你可以设想人们能够利用普通的唾液和唾液腺制造很多物质。也许有朝一日科学家将发现一种唾液腺母体细胞，从一小片组织中生出整个新腺体。也许有朝一日工程师能够利用唾液中含有的这些激素，制造出微型感应装置安在我们口腔里，随时监测我们的健康状况，并在我们点起一支香烟时提出警告。

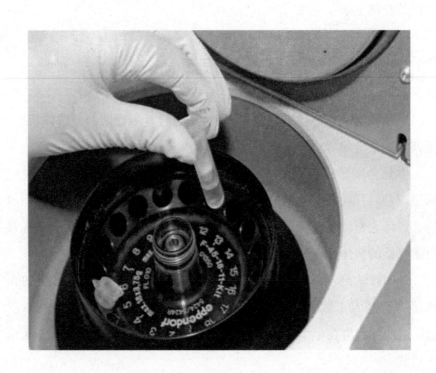

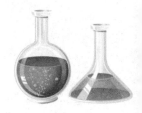

疼痛解读

我们是怎么感觉到疼痛的

作为人类，我们最害怕的痛苦就是疼痛，无论是肉体上还是精神上。战胜疼痛是现代医学面临的一个重要挑战。

疼痛的感觉无法估测。一个人所感到的疼痛不但取决于他受到的伤害，也取决于当时的环境。特种部队的精英战士在战场上可以在受伤之后仿佛毫无知觉地继续作战，但却很可能在牙科医生的座椅上疼得发抖，其实医生只是在用器械轻轻检查他健康的牙齿。

"疼痛并不是相对于快乐而言的一种情感波动。它是与视觉、听觉和嗅觉一样确实存在的感觉。但与其他感官不同，人对疼痛的感觉总是有些夸张。人体的神经系统有时会主动抑制疼痛，但有时又会故意加强疼痛的感觉。"西班牙埃尔切市米格尔·埃尔南德斯大学神经学研究所的卡洛斯·贝尔蒙特医生说。

疼痛感的作用是非常明显的，它可以使人立即远离导致疼痛的物体。毫无疑问，是疼痛感使我们在漫长的岁月中生存了下来。一些患有神经疾病的人可能对疼痛失去感觉，他们因此总会持续地受到各种伤害并非常容易死亡。贝尔蒙特医生说："疼痛的感觉非常复杂，它是一种综合性的感觉。人的疼痛感有时间和空间的概念，人们在感觉到疼痛的

时候同时能感觉到疼痛的位置、范围、强度和持续时间。这是一种评估性的认知，包括对刺激形成概念，理解它的含义，并在情感上作出反应。这就是人们在感到疼痛时明白发生了什么并躲避它的愿望的全过程。"

疼痛的感觉是由专门的神经系统负责接收和传递的。人类的神经系统有专门的痛觉神经末梢来负责感受和收集疼痛的感觉。这些神经末梢密集地分布在皮肤表面以及某些内部组织中，如骨膜、动脉壁以及关节处。与其他的神经相同，痛觉神经也是发源于背部或是三叉神经(负责面部的痛觉)，最后连接到脊髓的表面或者内部。

除了一些特例之外，痛觉神经都由两种神经纤维构成，一种传递痛觉信息的速度较快，传递的速度达到每秒钟 20 米，另一种传递痛觉的速度较慢，每秒钟只有 2 米。前一种神经纤维传递的信号通常能引起人具体、强烈和明确的痛感，如被烧伤时产生的疼痛就是由这类神经纤维传导。后一种神经纤维则引起人广泛和深层的痛感，如各种慢性疼痛。

科学家们发现，在人体的某个组织受伤之后产生，在受伤区域分泌的钾盐、前列腺素以及受伤细胞产生的白血球、血浆中的缓激肽以及炎症反应中的组织胺等物质能够加快痛觉神经的反应速度，而痛觉神经本身也会产生一种名为 P 的物质，来加快痛觉在神经中的传递速度。科学家将这种现象命名为"超痛觉"。人体的这一反应能使一些本来并不会引起疼痛的碰触引发人的疼痛感。而当你受到伤害时，你感觉到的疼痛实际上要比伤害带给你的疼痛更为强烈。

当疼痛的信号产生之后，就开始向大脑传播。正如前面所说的，痛觉信号通过痛觉神经传递到脊柱，并传导到另一组神经元中。从这里，痛觉信号开始沿着 3 束神经向大脑传播。其中一束神经传播的信号主要使大脑定位痛觉的位置，第二束神经传播的信号主要使大脑能够判定疼痛的程度，第三束神经信号则主要使大脑对这一疼痛作出情感上

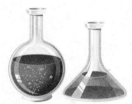

的反应。痛觉信号就这样同时沿着三束神经并行上传一直到达大脑的丘脑部位。然后丘脑会作出各种反应，发出多种神经信号，来命令身体的淋巴系统、上丘脑以及大脑皮层开始相应的工作。

这里只是简单地介绍了疼痛感产生的过程和传导。事实上，人体感觉到疼痛之后的反应要复杂得多。如疼痛的感觉在传播过程中，会被某些中继的神经细胞放大或者减弱。如医学家们已经发现，在人的脊柱中有这样一些关键的地方，在受到刺激之后能够分泌脑磷脂、双吗啡以及内啡肽等物质，这些物质具有麻醉作用，可以减缓疼痛的感觉。贝尔蒙特医生说："人体神经系统这一自我麻醉的能力可以解释为什么人们在战斗或是逃生的紧要关头，在催眠的状态下以及在接收针灸治疗时完全感觉不到疼痛。"

不过疼痛并不总是对人体起保护作用。在另一些情况下，疼痛会伤害人体组织，并成为一种慢性疾病。

疼痛折磨

医生们说，通过各种各样的治疗方式——从吗啡到神经刺激模拟系统——我们能够战胜最顽固最狡猾的疼痛，但是为什么仍有病人在医院的病床上因疼痛而辗转呻吟?在西班牙，大约有1000万人因各种原因遭受着慢性疼痛的折磨。癌症、风湿、偏头疼、坐骨神经痛以及各种神经疼痛都是导致疼痛的缘由。另外每年还有数百万人要忍受外伤或手术带来的疼痛。持续的疼痛会给人体带来综合性的影响。一旦我们的身体出现疼痛症状，我们的生活就会随之改变。西班牙疼痛协会主席曼努埃尔·罗德里格斯医生说："各种慢性疼痛迟早都会引发高血压、心动过速等心血管疾病，降低人体免疫力，引发不同程度的身心问题。"

在对西班牙疼痛病人进行的首次生活质量调查中，我们可以看到，70%的患者的日常生活和工作受到了疼痛的影响，22%的患者因此觉得生活不幸，35%的患者觉得烦躁不安，1/4的患者情绪低落。虽然我国拥有大量止痛药物和手段，但大部分患者的疼痛并没有因接受治疗而消失，有些人根本就没有得到应有的治疗。马德里拉巴斯医院的何塞·穆尼奥斯医生说："约有一半以上接受外科手术的病人在术后遭受了不必要的疼痛。以当今麻醉技术的发展情况，这些疼痛完全是可以避免的。"而圣卡洛斯医院的爱德华多·鲁维奥医生说："虽然有足够的方法来减轻癌症患者的疼痛，但还是有约一半的癌症患者是在剧痛中死去的。"

专家们认为，疼痛患者未能得到正确的治疗，主要是医疗人员对疼痛了解不多，以及对使用麻醉药品的担心造成的。首先，对于各种疼痛的研究以及治疗是一个复杂且涉及多方面的学科；其次，许多医生担心，使用鸦片制剂来治疗疼痛会使病人上瘾。鲁维奥医生说："医生对于使用鸦片制剂总是有深深的恐惧。事实上，无论是吗啡，还是芬太尼、叔丁啡等其他一些鸦片制剂，只要使用适当，能够有效地治疗疼痛，并且不会造成任何人的毒瘾。当然，鸦片制剂并不是对任何疼痛症状和任何病人都适用的。如对于神经疼痛来说，阿米替林等抗抑郁药和卡马西平、氯硝安定等抗癫痫药比鸦片制剂有效得多。"

要有效地治疗疼痛，对每个患者都应该对症下药。"慢性疼痛不应当被看作是一种病理现象，而应被看作是一种疾病。"鲁维奥医生说，"当病人长时间受到疼痛的困扰时，我们首先对他进行全面检查，找出疼痛的病因。随后我们将对他进行病情评估，了解疼痛的强度、范围以及对患者的精神状态的影响。有些情况下我们还需要进行更多检查，以便采用合适的治疗手段。"

治疗慢性疼痛需要各科医生，主要是神经科医生、心理医生、精神

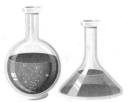

病医生以及理疗医生的合作。"由于慢性疼痛往往是非常复杂的综合病症，简单的麻醉剂并不能缓解患者的痛苦。我们需要从生理上和心理上一起来改善病人的状况。"鲁维奥医生解释说。

药物显然是对抗疼痛的先锋。在近 10 年中，专家研制出的镇痛麻醉药是有史以来最多的。这些药物主要分成两大类：鸦片制剂和非鸦片制剂。前一种药物中疗效显著的有吗啡、芬太尼、叔丁啡和可卡因等。后一种中包括阿司匹林和扑热息痛等。另外，各种新型的能够阻断痛觉神经的药物也正在研制之中。

当药物对疼痛失去疗效的时候，医生还可以采取其他的手段。催眠术和针灸是传统而有效的手段。研究发现，针灸能促使大脑分泌更多的脑磷脂，从而起到缓解疼痛的作用。阻断手术也是近年来常用的治疗方法。医生能够通过注射药物或者使用电磁波来阻断某些区域的痛觉神经。另一种手术方法是植入电极。医生可以针对不同的疼痛在脊柱附近的特定位置手术植入电极，通过电刺激来消除痛觉神经传递的信号。

疼痛的研究

最近的医学研究表明，男性和女性患疼痛症的情况不同，对疼痛的感觉也不同。例如，女性患偏头疼的比率比男性高 3 倍。另外，女性对疼痛更为敏感也更难以忍受。造成这一现象的部分原因是男女之间激素和大脑结构的不同。

许多女性认为，如果分娩时的疼痛落到男人身上，那么人类恐怕早就在几百个世纪以前灭亡了。女性虽然娇小纤弱，但却承担着分娩的痛苦；而看起来高大强壮的男性，却会在牙科医生的座椅上发抖。那么，女性真的比男性更能忍受疼痛吗？

最近的研究表明，与男性相比，女性更容易患上导致慢性疼痛的疾病，例如偏头疼、关节炎、肌肉纤维疼痛以及膀胱炎等。这些疾病总是更多地发生在女性身上。另外，对于同样的疼痛刺激，女性总是感到更为强烈和痛苦。事实上，女性对疼痛的耐受力比男性更弱。

医学家们还发现，同样的镇痛药物对男性和女性的疗效也是不同的。美国佛罗里达大学的罗杰医生说："许多临床现象和研究表明，鸦片类镇痛剂对女性的疗效要好得多。例如为了治疗背部疼痛，医生必须给男性患者开出剂量更高的可卡因。"

美国伊利诺伊大学的杰弗里教授说："疼痛和麻醉的神经过程对于男女两性来说在质量上和数量上都是不同的。科学家们已经提出各种机制来解释两性在这方面的差别。疼痛是一个很复杂的过程。它不仅仅是电信号在神经中的传输，而且还和我们的个人经验有关。"

男女两性耐受疼痛的区别首先是因为性激素的影响。研究表明，女性对疼痛的耐受力与生理周期有关，并随生理周期变化而变化。由于雌激素对痛觉神经的传导活动有刺激和扩大的作用，女性在即将月经时对疼痛最为敏感。而雄性激素的作用则正好相反，它可以起到镇静神经系统的作用。在女性怀孕的最后阶段，女性体内的雄性激素会达到最高水平，以此来缓解即将到来的分娩的疼痛。"但是过了这一时期之后，女性对疼痛的耐受能力又回到了通常水平"，美国加利福尼亚大学的神经学家乔恩·莱文说。

莱文还发现，雌激素能够改变炎症或是组织生长中的生化反应过程。例如，人体在受伤之后，周围的组织通常会分泌大量的缓激肽来保护受伤的组织，但这种物质也会导致受伤部位发炎，雌激素可以有效降低缓激肽的水平，减轻炎症部位的疼痛。

意大利基耶蒂大学的玛丽亚·詹贝拉尔迪诺医生认为，女性体内各

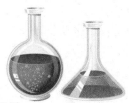

器官之间的神经联系较男性更为丰富是造成女性对疼痛耐受力更弱的原因之一。詹贝拉尔迪诺发现，女性的各个器官，特别是生殖系统的各个器官与身体其他器官之间有丰富的神经相连。由于这种密切的神经联系，女性某个器官所感受到的疼痛会被其他器官的痛觉神经感受到，从而造成一种放大效应。詹贝拉尔迪诺在自己的临床治疗中证实，患有尿道结石的女性患者，通常会感到背部有严重的疼痛。

激素并不仅仅是造成男性与女性对疼痛感觉差异的唯一原因。男女之间在大脑上的差别也起了重要作用。据医学家通过核磁共振以及正电子放射断层成像装置得出的结果表明，女性大脑中掌管疼痛感觉的部分与掌管注意力和情感的部分之间比男性有更多的神经联系。也就是说，女性对疼痛刺激会产生更多的情感方面的反应。

最后，男女两性对疼痛的反应还与社会心理学有关。例如，人们通常认为，哭泣是女性的事情。这一概念本身就能改变男女两性在面对疼痛时的反应。

情绪与疼痛

为什么人们情绪不好会引起肉体疼痛？当我们回忆刚去世的亲人时，会感觉到心脏在痛苦地紧缩；当我们回忆不愉快的经历时，肌肉会不自主地抽搐；回想动手术的情况能造成伤口再次开裂，而忧郁的心情会引起更多的痛苦。正如著名诗人拜伦所说："对幸福的回忆不再是幸福，对痛苦的回忆依旧是痛苦。"

诗人的这句名言如今经常被心理学家所引用。疼痛的感觉并不一定来自痛觉神经的电信号，我们的情感也会引发生理上的疼痛。当这种现象发生时，医学家将其称之为心理疼痛。

　　"负责感受疼痛的神经系统非常复杂。许多生理上来说并不负责感官活动的神经，在人体受到疼痛刺激时也会与痛觉神经一起参与痛觉的传递以及反应过程。"马德里身心相关学研究中心的冈萨雷斯·德里韦拉教授说："人们早就发现，人们可以通过对大脑的某个部位进行电刺激来治疗某些顽固的慢性疼痛。其实这种电刺激并不需要通过在人体内植入电极来完成，回忆引起的脑电刺激也能达到同样的效果。"

　　事实上，由于人类大脑复杂的功能以及密集的神经系统，人完全有可能在回忆起过去受伤的情形时重新感觉到当时的痛楚。造成这一现象的主要原因是，人的记忆虽然是储存在大脑里，但某些负责记忆功能的部位仍和大脑皮层以及淋巴系统有联系，从而使得人体感受到的疼痛被赋予感情上的意义，反之亦然。

　　冈萨雷斯·德里韦拉教授说："负责感觉疼痛的神经系统与人体的淋巴系统以及大脑皮层有着各种联系。人类的大脑正是依靠这一联系来掌管人的各种感情。这也使得人体对疼痛的反应受到人的个性、种族文化背景、心理情况以及个人价值观等因素的影响。"因此，人类可以有选择地接受或是排斥某种疼痛的感觉。"如一个十分渴望得到孩子的母亲，在分娩时会比那些心怀恐惧的母亲感到更少的痛楚。"这就是疼痛的心理因素。除了一些特殊情况之外，人类大部分与情感有关的思想活动都会导致生理上的感觉。如失恋会给人的心脏带来如同心肌梗塞一般的疼痛。冈萨雷斯·德里韦拉教授说："我们习惯于用语言来表达记忆，其实人类表达记忆的方式并不仅仅局限于语言。我遇到一位背部长期疼痛，且一直找不到原因的女病人。在一次治疗中我问起了她丈夫，她像是被什么东西刺了一下，大声叹气说：'唉!'这时，她的手居然可以碰到自己的背了。显然，她的大脑将她在婚姻中的不愉快心情解释成背部疼痛的感觉。"

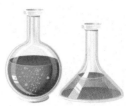

德里韦拉教授说："毫无疑问,情绪低落是造成疼痛的原因之一,一个人患有抑郁症的程度越深,这种疼痛的感觉越强烈。在临床上,忧郁和疼痛经常是并存的。有慢性疼痛的病人通常患有抑郁症。虽然统计数据不尽相同,但医生们同意,在抑郁症的病人中,有33%~64%有疼痛症状。当人处于忧郁状态时,人体内部自身抑制疼痛的机制似乎就遭到了破坏,从而使人对疼痛更为敏感。"

研究表明,当人处于压抑状态时,大脑对感官信号的接受和处理过程就会出现困难,从而造成大脑对一些基本感官信号的判断失误。德里韦拉教授说："临床经验表明,在某些人身上,存在着心理转移的现象。当他们在情感上受挫以及感到忧伤压抑时,大脑会用生理上的疼痛作为对心理压抑的唯一反应方式。当这些人摆脱了抑郁的心情之后,他们的疼痛症状通常会随之消失或是减轻。"

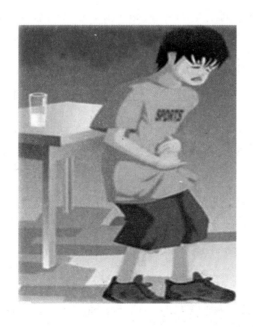

生与死解读

两性基因信息

受精是非常不可思议的现象，"配备能量生产工厂——线粒体与高速鞭毛马达的基因运输者——精子"与"体内规模最大的细胞——卵子"融合，抹去以前的分化状态，成为体内所有细胞的源头。换句话说，诞生了可发育成任何细胞的全能细胞。

受精卵中，紧紧打包的精子遗传信息的"行李"被解开，封着的基因启动。受精卵中的"初期化因子"究竟是什么仍然是个谜。由体细胞克隆羊的实验可以知道，即使是已经分化成任何细胞的细胞核，受初期化因子作用，也能恢复全能性。从老化的观点看，通过受精，物种的生命得以回春。所有的体细胞虽随个体的老化而老化，但生殖细胞却能通过受精而复活。

许多低等动物从胚胎发育初期，就分化出"形成生殖细胞的细胞"与"形成体细胞的细胞"，哺乳类着床前的胚胎则连生殖细胞系列位于何处都不清楚。在胚胎发育过程中，将发育为生殖细胞的原始生殖细胞，在胚胎内沿着一定的途经移动，最后到达睾丸、卵巢基地并分化出精子和卵子。

生殖细胞与体细胞最大的分别在于前者进行减数分裂。通过减数分裂，原来拥有来自父方与母方染色体的细胞经染色体重组，只拥有单

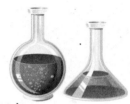

套染色体(单倍体)。这些只拥有单套染色体的细胞再通过受精恢复双套(双倍体),获得多样化基因组合。

哺乳类不可能像昆虫等动物能够进行单性生殖,雌雄双方基因相互协调才能生下正常的孩子,这称作基因的铭记现象。也就是说,雌雄携带的遗传信息不相等。相当多的基因,它们的作用会因来自父方或母方而不同。与胚胎发育有关的基因也有这类基因,因此孩子的诞生必须有来自两性的遗传信息。

程序化的细胞死亡

由获得全能性的 1 个细胞——受精卵,发育到 60 万亿个细胞组成的 1 个人,整个过程隐藏着许多出细胞剧。

受精后大约 1 天,受精卵分裂成 2 个细胞,再分裂成 4 个细胞,细胞逐渐变小。哺乳类 8 细胞期(受精后两三天)以前,各细胞大致均等。8 细胞期以后,各分裂球的界限逐渐看不清楚,这些细胞经过桑葚胚阶段而到达胚泡阶段。

细胞在胚泡中开始分化,胎盘源头的细胞集团形成 1 层薄袋,"未来将形成胎儿的称做内部细胞块"的未分化细胞集团在袋中增殖。

细胞在胚胎发育过程中不是单纯地不断增殖,相反的还积极死亡,积极死亡有着重要的意义。最早期的"程序化细胞死亡"现象使得胚泡生出内部细胞块,连由内部细胞块开始分化的"最重要零件构成细胞"也带着某种意义死亡。

胚泡在子宫中滚动、着床,开始在母体长期寄生的生活。着床后,这些动态细胞仍不断活动。细胞在个体形状经胚胎、胎儿期急剧变化时,在一定的地方根据一定的动态死亡。例如,手不是一开始就分化成 5 根

指头,而是呈类似带着蹼的勺子状,指间细胞死亡后,手指才分开。如果有什么原因妨碍指间细胞死亡,手将带着蹼。这种"程序化细胞死亡"多通过自我歼灭的"细胞自戕"形式。

胚胎发育过程受基因支配。我们不妨想想看,肌肉、神经细胞在"从受精卵发育到1个个体"的过程中分化出来,这些细胞不是单单分化出来就好,它们如果不能在正确位置分化出适合的形状、大小,与其他部分不能有效联系,个体将无法生存。决定分化形式的基因群逐渐明朗,该基因群最先从果蝇身上发现。胚胎发育现象如果从基因观点简单说明,就是"主导基因"发出识别场所与时期的指令后,该基因产物(蛋白质)才以该指令为扳机,打开所属基因的开关。

孩子从脸、体型到性格、智能都与双亲相似

如同"这个孩子的眼睛像母亲,鼻梁像父亲"一样,双亲的外形会遗传给孩子。为什么呢?这是因为生命由卵子与精子受精开始,卵子包含母亲的基因,精子包含父亲的基因,孩子则各从双亲继承一半基因的缘故。

奥地利修道士孟德尔发现遗传法则,他针对"豌豆种子的形状是圆是皱?子叶的颜色是黄是绿?"调查这些性状如何遗传。经过一连串的实验,他想出了下述的"孟德尔定律"。假定圆种子为 AA,皱种子为 aa,他假设 1 个性状由 2 个基因支配。圆种子豌豆与皱种子豌豆交配,所得第 1 代为 Aa。由于 A 基因为显性,Aa 性状均表现 A 性状,也就是说第 1 代均为圆种子豌豆。第 1 代豌豆彼此交配,可得 AA、Aa、aA、aa 共 4 种组合。由于 AA、Aa、aA 均表现 A 性状,只有盼表现 a 性状,第 2 代种子圆与皱的数目比为 3:1。

人的外形基本上也遵循孟德尔定律,以单眼皮或双眼皮为例。双眼

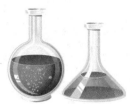

皮对单眼皮而言为显性，带2个单眼皮基因的父亲与带2个双眼皮基因的母亲所生的孩子必是双眼皮，也就是说眼睛与母亲类似。

另一方面，不遵循孟德尔定律的遗传也很多。例如，身高的遗传为许多基因参与的"多基因遗传"，身高会随各基因如何表现、如何组合而异。

由双胞胎研究可知，不只外形受遗传影响，性格、智能也受遗传强烈影响。以前就知道同卵双胞胎即使在不同的环境养育，行为模式也极类似。根据"比较同卵双胞胎(基因完全相同)与异卵双胞胎(与兄弟一样，拥有大约二分之一的共同基因)推断遗传率"的研究，知道遗传影响性格、智能的比率约占50%。最近还找到与脑内神经递质——多巴胺、5—羟色胺作用有关的"可能影响性格形成、智能发育的基因"。

孟德尔根据豌豆交配实验，认为生物的遗传性质由对应各性状的基因决定。后来欧兹华德·艾佛里根据肺炎双球菌实验，表示基因的实体为脱氧核糖核酸。

DNA为脱氧核糖与磷酸交互连接所形成的聚合物，各脱氧核糖与腺嘌呤、鸟嘌呤、胞嘧啶、胸腺嘧啶中的1个碱基结合。脱氧核糖、磷酸、碱基构成的单位称为核苷酸。

沃森和克里克提出DNA为2条互补的右旋螺旋构造，脱氧核糖与磷酸结合成的链位于双螺旋构造的外侧，各链上的碱基则于内侧与氢结合。碱基对具有特异性，腺嘌呤与胸腺嘧啶结合，鸟嘌呤与胞嘧啶结合。

称作B型的右旋双螺旋，每1旋(30埃，1埃:0.1纳米)约由10个碱基对组成，碱基对旋得更密实(每旋11个碱基对，25埃)的右旋双螺旋称作A型。嘌呤衍生物碱基与嘧啶衍生物碱基交互出现的DNA，则称作Z型的左旋螺旋构造。

真核细胞的DNA规则地折叠在细胞核中，例如1个人类体细胞所含的DNA约由 6×10^9 个碱基对构成，长达2米，不折叠无法直接收纳在

细胞核中。事实上，DNA 在细胞内就与组蛋白等染色质蛋白质形成复合体。DNA 以组蛋白为缠线板，在组蛋白周围缠绕，形成三磷酸核苷重复构造。三磷酸核苷密集形成纤维，纤维绕成环线(100p)构造，规则地折叠成染色体，收纳在细胞核中。分析"如何从如此紧密充填的 DNA，取需要的遗传信息，正确复制"的机制，是目前 DNA 研究的一个重要课题。

DNA 记载的信息

生物有关"维持外形、生命、对外界刺激作出反应等"基本信息，记载在 DNA 的碱基序列中。DNA 担负的任务为"转录"与"复制"。

DNA 记载的信息能根据需要，按照基因单位的顺序适当地转读成信使 RNA，这个过程称作"转录"。接下来，按照顺序连缀对应 mRNA 上 3 个连续碱基序列遗传密码的氨基酸，来合成直接表现性状的蛋白质，这个过程称作"转译"。

DNA 的复制指"欢螺旋松开，形成碱基序列与各股螺旋碱基序列互补的新股螺旋"的过程。某些原因使 DNA 的一部分发生变异时，双螺旋的互补性也能有效发挥作用。DNA 会去掉变异的部分，根据另一股螺旋的碱基序列进行修复。

DNA 在化学上为稳定的物质，而双螺旋构造在遗传上也稳定。DNA 中不但记载蛋白质信息，也记载与"控制遗传信息的表现、基因复制等"有关的信息。

例如，将 DNA 看成以 4 种字写成的遗传信息记录带，那么现存生物"将传给后代的遗传信息写进 DNA"的历史究竟如何表现？由数百个氨基酸组成的有用蛋白质是偶然产生的吗？各种可能生成的氨基酸连缀(亦即蛋白质的种类)，多如天文数字。人类可能有 5 万~10 万种蛋白

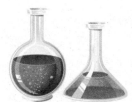

质，这些蛋白质应该是随便产生的。"有用蛋白质、该蛋白质的部分构造"的编码碱基序列一旦形成，该碱基序列根据"重复、变异、部分缺失、DNA连缀方式改变"而来的遗传信息，便可逐渐确立。就这层意义来说，即使利用不完全的修复机制、重组机制，生物也能进化。

但是修复失败、DNA连缀方式改变、缺失，往往带来生命的危机。有趣的是，这时细胞会自戕，以保全个体，而且这种自戕机制会以遗传信息形式记载在DNA上。该机制如果无法顺利运转，细胞将可能沦落到癌化等地步。

突变导致基因作用混乱

携带遗传信息的DNA碱基序列有缺陷，所形成的蛋白质将异常。异常蛋白质使生物体内的化学反应异常，将衍生某些问题。无法预期的基因作用(亦即变异)，有时会带给人致命的影响，例如患癌症。

一般正常细胞的增殖受到控制，这些细胞并非无限制分裂，癌细胞则反复异常分裂。这是因为与细胞增殖有关的基因发生突变，无法正常控制的缘故。各种化学物质、紫外线、病毒等，为引起基因变异的主要原因。这些化学物质、紫外线、病毒使细胞核中的DNA受损，导致细胞核中控制细胞增殖的基因无法正常运作。但是这样并不会马上使细胞癌化，在多数情况下，受损的DNA会被修复，癌化必须经历若干阶段。

根据以前的研究，我们知道细胞癌化有致癌基因与抑癌基因参与。正常细胞内的致癌基因被活化与抑癌基因被钝化，这种作用方向相反的基因活化程度的变异根据某特定顺序发生，长年累月经历多个阶段，使癌化逐渐进展。癌化为基因病，非遗传病。几乎所有癌症都只局限于一代，不会遗传给下一代。

但是我们从视网膜芽细胞瘤等癌细胞中，找到一些能遗传的罕见原因基因:这些原因基因与不能遗传的同型癌原因基因相比则变异多，可用来阐明致癌机制。目前研究人员已从人类染色体中，找到"与大肠癌有关的 APC 基因、与乳腺癌有关的 BRCA 基因"等与癌症有关的基因。

基因的变异会经过多个阶段，因此我们可从某个阶段切入，延迟癌症的发展。即使基因突变导致细胞开始癌化，在临床上还是能延迟癌症的发生，从癌症研究的观点看，意义重大。

从基因突变到细胞癌化，整个过程中不明的地方仍多。致癌机制的研究可阐明细胞分化情形，并可望成为探索生命之谜的开端。

有些细胞在生物诞生后不久就停止分裂

构成生物的所有细胞并非反复分裂，有些细胞在生物诞生后不久就停止分裂，一直活到生物寿命终了，这些细胞，"随着生物诞生，慢慢老化"，神经细胞、心肌细胞就是这种细胞。

神经细胞占据了人体的巨大复合组织——脑的大部分，胎儿期时生产过剩，过剩的神经细胞通过细胞自戕多数死掉，只留下形成神经网络的细胞存活，这些残存的神经细胞在神经网络形成后开始老化，这类细胞称作"非再生细胞"。

非再生细胞以外的一般细胞则反复分裂，常常复制出新细胞，这类细胞称作"再生细胞"，分裂 50~60 次后停止分裂，分裂寿命结束。

再生细胞与非再生细胞在基因层次有什么不同?最重要的一点可能是细胞分裂时，控制细胞周期的基因群是否起作用。例如，已知 CDK 酶群在细胞分裂时扮演加速器的角色，CKI 蛋白质群扮演制动器的角色。

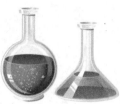

非再生细胞中以 CKI 蛋白质群的作用最明显，可能 CKI 蛋白质群抑制了细胞分裂的进行。

非再生细胞的老化与组织、个体的老化有关。神经细胞若老化，对外界刺激的反应性、脑内神经网络的应答性将减退。这是因为随着老化，"使新神经细胞树状突伸展的基因"作用降低。这种基因作用明显降低，导致老年期时记忆力、理解力下降，有时还使侵犯神经细胞的阿尔茨海默氏症等病发作。

像这样，一般人认为非再生细胞无法避免老化。但是根据最新的研究，我们知道组成人脑的一部分存在着可能作为神经再生原的干细胞。该干细胞可反复分裂，自我复制，并可能分化成各式各样的神经。今后随着研究不断进展，如果能明白干细胞的增殖、分化机制，脑长生不老也许不是梦。

无法超越 130 岁

自古人类即渴望长寿，人类究竟可以活多长？自有户籍等客观资料的记载以来，迄今还没有人的寿命超过 130 岁的例子。也就是说，"人类"有着绝对无法越过的人生地平线。这个 130 岁的寿命界限称做"极限寿命"，寿命超过 100 岁，接近极限寿命的人称做"人瑞"，目前也极罕见。

由一些间接证据得知，人瑞死亡的原因可能和非人瑞死亡的原因不同。也就是说，"人瑞"是幸运地逃过癌症、成人病等疾病折磨及事故伤害的好运者，与一般病死明显不同，是以"衰老"状态死去。

"人瑞"逃过疾病与事故，如果真的基于运气，那么积极预防、治疗，避免病死、事故死亡，应该会有比现在更多的人进入"人瑞"的行列。21 世纪长寿医学的目标，可能是如何让精力充沛地活到生命终点的长寿者数

目增加吧。特定年龄层中一定数目的人在 1 年内死亡多少人,称作"年龄层别死亡率"。根据年龄层别死亡率,可知某年龄层的人长寿到什么程度。

自古即知新生儿死亡率非常高,5 岁左右死亡率急速下降。新生儿到幼儿阶段死亡率高,是因死于生产事故、先天性疾病,这个年龄层的人免疫力弱,如果当时社会公共卫生条件恶劣,往往还会死于传染病。

日本 10~15 岁年龄层的人死亡率最低,15~25 岁暂时增加, 这个时期的死亡原因多为意外事故、自杀等。值得注意的是,30 岁以后,死亡率随着年龄以一定的比例增加。除掉因意外事故而死,人的一生可说以 10~30 岁时的生命力最强。

30 岁以后, 死亡率以一定的比例增加, 这个事实意味着人——过 30 岁便逐渐死亡(老化)。30 岁年龄层恰逢生产、育儿逐渐完毕的时期(30 岁以后生产不罕见,不过在人类漫长的历史上只不过是最近的事)。不能留下后裔,该物种将灭绝。换句话说,由于进化,人类发展出保证可活到 30 岁的机制。

细胞分裂而短小,成为老化的原机

老化(亦即 30 岁以后死亡率增加)是什么原因引起的?就进化论而言,所有生物以尽可能留下众多后代为目的,将全部能量耗费在产下有生育力的个体。超过生育年龄,养育完孩子的个体即使再长寿,对留下的后代数目也没有影响。换句话说,生育年龄的个体对物种而言为"成品",超过生育年龄仍活着的时期则是"成品"逐渐丧失功能(老化)的时期。

"成品"如何丧失功能?以前有两大假说被提出。第一个假说为"失误累积假说"。该假说认为如同所有有形物体迟早会坏一样,30 岁以后,构成身体的各种分子、细胞、组织逐渐累积异常,异常的程度超过某个限

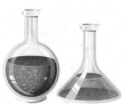

度将出现老化。引起异常的原因可能有外在原因与内在原因。阳光中所含的紫外线、食物中所含的种种化学物质等为外在原因,身体为了产生每天所需的能量,利用氧来燃烧,氧化的附属效应为内在原因。

第二个假说为"程序假说"。认为我们的身体有两种组织,一种组织像神经之类,形成后我们一生几乎不进行细胞分裂;另一种组织像消化道、皮肤上皮、血液之类,形成后终我们一生不断进行细胞分裂以维持功能。但持续增殖的细胞,分裂次数可能有界限,迟早会停止增殖。组织若无法进行必要的细胞分裂,功能将逐渐衰退。

细胞能分裂的次数为什么有限?自古大家即想像细胞中具有时钟一样能记录个体诞生以来细胞分裂次数的装置。最近位于染色体末端的端粒被怀疑相当于时钟而受到瞩目。已知端粒在"细胞为了增殖进行 DNA 复制"时并非完全复制,因此测量个体一生中的端粒长度,该长度会随年龄增长、细胞分裂的累计次数增加而逐渐短小。短小到临界点,细胞便老化。

最近研究人员发现延长端粒长度的酶——端粒酶,妥善利川端粒酶,也许可通过延长细胞寿命来预防老化。但是即使延长了细胞寿命,也无法防止"失误累积"所引起的老化。

"死"意味着什么

从"生之始"开始,死便包含在其中。首先为了形成 1 个生命出发点的卵子,卵母细胞通过减数分裂,变成 4 个子细胞,其中 3 个子细胞死掉。精子的形成过程与卵子一样。接下来,在个体胚胎发育过程中,也有许多细胞死亡。例如,手指为了好用,通过指间细胞死灭而成形;各种器官、脏器的形成,必须依赖细胞的死亡。

胚胎发育完毕后,老化细胞以及病毒、化学物质等引起的异常细

胞,也必须靠自我了断来排除。再生细胞的这种自我了断称作"细胞自戕",细胞自戕以程序写在基因中,可主动执行。

神经细胞、心肌细胞之类可活上几十年的非再生细胞,它们的死亡也被程序化。这些细胞的死亡与个体的死亡直接相关,称作 apobiosis,意义与细胞自戕不同。个体内设定有不同的 2 种细胞死亡方式。

说起来,死亡仅见于"在进化过程中获得有性生殖形式"的生物。孩子通过受精系统,承袭一半的父亲基因、一半的母亲基因,拥有新的基因而诞生。如果亲代的旧基因出现异常变异,这些变异混在新基因中被子代继承,那么经过代代相传,各种变异累积在基因中,该基因的存续(亦即种的保存)将不可能。死亡可能是让旧基因通过每个个体消去的方法。而利用"性"生出具有多样化基因的孩子后,也可通过死亡,从这些孩子中筛选出适应环境变化的个体。

像这样,死亡与性携手合作,得以进化出新的基因。如果没有死亡与性,生物不可能适应环境的变化让物种保存下去。因此今后死亡与性联手经营的方式将不会改变,死亡往往是基因存续的根本。

人的寿命也许可延长数倍

变温性的两栖类、爬虫类由于无法调节体温,随着外界气温降低,体温也会降低,进入名为"冬眠"的生理状态。在这个状态下,身体因新陈代谢速率受到抑制,几乎不消耗能量,即使不摄食也能长期生存。但是在外界气温降低的时期,变温动物的活动、繁殖明显受到妨碍。

发展出高度体温调节系统的恒温动物克服了这个缺点。恒温动物由于经常保持高体温,而得以不受环境左右地活动。但是维持体温要消耗许多能量,它们必须承担不断摄食的风险。此外,维持高体温也会加

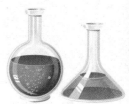

速细胞损伤及癌症、细胞感染等疾病的进展而危及生命。通过高度进化所获得的恒温性中，藏着优点，也藏着缺点。

有些哺乳动物既具恒温性，又能降低体温，获得冬眠能。例如，西伯利亚金花鼠(Eutamias sibericus)在"5 摄氏度、常暗"的一定环境下，约以 1 年为周期，正确地反复冬眠。在冬眠期间，体温下降到数摄氏度，生物体的功能仍能维持。

最近我们明白，"哺乳动物的冬眠"与"变温动物由外界温度降低所引起的冬眠"完全不同，是受体内生理机制控制。控制冬眠的重要蛋白质，在西伯利亚金花鼠血液中发现，这种被命名为"HP"的蛋白质，由 HP 基因下指令，在肝脏制造后分泌到血中。蛋白质的形成受到抑制，血中 HP 量减少，西伯利亚金花鼠即开始冬眠；之后，血中浓度再逐渐增加，直到恢复原来的浓度。另一方面，西伯利亚金花鼠在冬眠期间于血中减少的 HP 量则在脑中明显增加。

通过一连串的研究，我们还知道进行冬眠的西伯利亚金花鼠，寿命相当于体型大小大致相同的老鼠、小鼠等啮齿类寿命的 4~5 倍，长达 12 岁。造成寿命延长的主要原因似乎是 HP 的形成节律。已知人的甲状腺激素、男性激素也有产生"抑制、促进 HP 形成"节律的效果。根据这些事实，将来也许能以人为方式控制这些激素，使人不用伴随体温下降，即能引发类似冬眠的生理现象。如果可行，人类可能拥有数倍于现在的寿命。

"使人类细胞不死化，细胞寿命无限延长"的研究

构成我们身体的体细胞，有"分裂一定次数后停止分裂"的分裂寿命。我们找到了使细胞注定有寿命的基因之一——"死亡素 1 基因"。

另一方面，由受精卵开始的胚胎发育极初期，则例外地有名为"胚

胎干细胞"的不死细胞存在。此外,已知培养老鼠体细胞可使老鼠体细胞不死化。这里所谓的不死是指细胞没有上面提到的分裂寿命。研究发现老鼠不死化细胞中,"死亡素1基因"并未表现,而是"死亡素基因"强烈表现。提到不死细胞,许多读者的脑海中可能浮现癌细胞,"死亡素2基因"在恶性癌细胞中也会表现。

出人意料的是,尽管"死亡素1基因"与"死亡素2基因"的作用方向相反,基因本身所指定的氨基酸种类却仅仅有微小的不同。

根据以上的结果,日本工业技术院生命工程学工业技术研究所首席研究员三井洋司的研究小组,进行"让死亡素1基因在小鼠不死化细胞中过度作用"与"让死亡素2基因在只有有限寿命的人类体细胞内过度作用"的实验。实验结果如预期,应该不死的小鼠细胞转换为有限寿命细胞;应该只有有限寿命的人类体细胞,虽无法转换到不死化的程度,但寿命获得延长。使人类体细胞完全不死化,似乎需要"死亡素2基因"以外的其他基因同时作用。

就某种意义而言,生物可说为了物种的保存、发展而存在。各个体也许只是"为了让不死细胞——生殖细胞分化、成熟,孕育出下一代"的"单纯运输者"。若是这样,孕育出下一代后,各个体的任务便完成,没有生存下去的意义。这么想,就可以理解为什么胚胎干细胞会不死化,体细胞会有限寿命化。

目前利用"死亡素基因"所作的应用研究正在进行中。例如,将人类体细胞转换成不死化细胞,加以培养,制造出人造血管、人造皮肤等移植用器官,或制造出对特定细胞有用的生理活性物质等。而使特定器官的细胞不死化也可利用该细胞调查开发中的药物有效到什么程度。

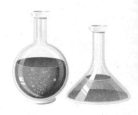

体细胞克隆技术

1997 年 2 月,体细胞克隆绵羊"多莉"诞生的消息,在英国科学期刊《自然》上发表。这个消息震撼了全世界,报纸、电视台等媒体连日争相报道,为什么会有这种过度反应呢?这是因为多莉不是由生殖细胞复制出来,而是由成熟雌绵羊的名为"乳腺细胞"的体细胞核复制出来的。

这里我们试着从"多莉的基因来源于成熟雌绵羊"着眼。通常孩子分别由父亲和母亲继承一半的基因后诞生, 个体诞生亦即新基因的诞生。但是早在多莉诞生前,就有与多莉相同的基因存在;也就是说,基因的诞生早于个体的诞生。假设能利用多莉的体细胞育出多莉 2 世,利用多莉 2 世的体细胞育出多利 3 世, 利用多利 3 世的体细胞育出多莉 4 世,那么体细胞克隆技术不就类似"基因不死化技术"了吗?

但是根据以下几点,日本奈良女子大学理学院高木由臣教授对"将体细胞克隆技术视作不死化技术"的想法持怀疑态度。第一,"将体细胞克隆生物与提供体细胞的生物视作相同个体"是错的。例如同卵双胞胎由基因观点看虽然相同,以生物而言却是不同个体。同理,多莉与提供体细胞的绵羊绝非相同个体。

第二,体细胞克隆技术违反"多细胞生物随着个体死亡而进化"的历史事实。个体死亡保证多样化基因的诞生,可说是"进化上的划时代发明",通过体细胞克隆技术使基因不死化的愿望则反其道而行。

第三,从操控个体死亡的角度来考虑,有关体细胞的分裂界限,不清楚的地方仍多。人类正常体细胞分裂 50~60 次后停止分裂,用来育出多莉的体细胞分裂数值虽不明,还是有分裂界限。若多莉继承了该体细胞的分裂时钟, 那么多莉 2 世、3 世、4 世……将不可能无限制地育出。

事实上,已知多莉的相当于分裂时钟的染色体末端部位——端粒,与同时期出生的同种绵羊相比要短。

无论如何,目前的状况是,在争论"体细胞克隆技术能否视作基因不死化技术"之前,有待弄清楚的生物学问题堆积如山。

"生→性/死"意味着什么

如同秦始皇晚年不断寻找长生不老药一样,"人类为什么有着死亡的宿命?"这个问题自古以来就不断地被提出。

对于死亡的看法,人类文明不知不觉产生了宗教,由宗教衍生出许多伟大的思想、哲学。死与生成了形成文明的巨大原动力。

现代科学在文明延长线上诞生并有长足的进展,目前以科学方法了解"生命是什么?"人类不断追求的课题的生命科学,正以雷霆万钧之势获得进展,全世界携手进行的"人类基因组分析计划"就是其中一个象征。21世纪是从基因层次探讨"生"的时代。

生命体的遗传信息称作"基因组",人类基因组约由30亿个碱基对构成,包含数万个基因。人类基因组分析计划就是打算解读整个基因组,这个计划如果实现,不仅能开发出癌症、艾滋病、阿尔茨海默氏症等现代病的正确治疗方法,也许还可以有效阐明老化寿命的机制。

而通过比较分析已解读的"原核生物大肠杆菌"、"单倍体真核生物酵母菌"、"双倍体真核多细胞生物线虫"等各式各样生物种的基因组,科学家希望能在物质层次充分了解生命的共通性、进化的机制。

生命系统由单纯"生(在)"的世界,进化到"生(在)+死(灭)"的世界。亦即大肠杆菌之类的单倍体细胞生物可以在营养不枯竭的情况下不断增殖,本质上可说是活于"不死的世界",进化程度稍稍进步的酵母菌,

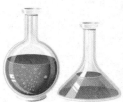

在营养条件不佳时会进入双倍体孢子状态,而以类似于"介于生与死之间"的休眠状态活下去,继续进化则出现通过有性生殖增殖的双倍体多细胞生物。这些包括人类在内的生物,与性搭配之后,有了"死(灭)"。为了表示性与死的相反关系,我们以"性/死"来表示。

目前栖息在地球上的许许多多生物当然都采用"生→性/死"这种生命系统,这个"生→性/死"生命系统主要是由基因控制,想想看为什么会由基因控制呢?问题的暗示就在有性生殖的机制中。

第一个原因是,在有性生殖过程中,基因重组伴随减数分裂发生,导致诞生基因组成更富多样性的个体。通过这种多样性的获得,物种得以事先备妥"基因组成适应不断变化的自然环境"的个体。

第二个原因是,带有"新形成的基因"的个体,其存在为独一无二。换句话说,在"生→性/死"系统上,为了构筑经常创生新个体的循环,基因担负着重大责任。

但是不要忘了人的"生→性/死"生命系统还受"社会、文化"环境左右,例如"脑死是人死吗?"这个由器官移植所引发出来的问题,在不同的文化、社会中必定会有不同的答案,随着时代的不同,答案也可能不同。另外,人的极限寿命虽由基因决定,但是在极限寿命来临前,实际上却有许多人因种种环境因素患病而死。"人类基因组分析计划"如有进展,人类不仅可以克服疾病,也许还能以人为方式操作老化基因、寿命基因。

在这种情况下,我们必须事先认识到,人的一生基本上与其他所有生物一样,是"留下遗传信息,并将遗传信息传递下去"的过程。如此考虑,我们将可了解胡乱操作基因、支配基因,可能会妨碍这个过程,进而使这个过程自我崩溃。21世纪的生命科学必须被要求"检测这个过程是否正常循环。"

基因的变异之谜

基因会"跳"吗

早在 20 世纪 40 年代，美国女科学家麦克琳托克根据玉米粒色素斑点的变化，超前地提出了在生物体基因组中存在可转移基因假说。她认为色素斑点的这种变异是由几个可在基因组中移动的基因造成的，称之为"控制因子"，并认为它的移动具有开放和关闭附近基因的作用。这一假说在经过了 40 多年后被证实是完全正确的，为此麦克琳托克获得了诺贝尔奖。

基因的转座在生物界是一种非常普遍的现象。B 细胞成熟过程中的基因重排和抗体多样性的产生以及病毒致癌过程均与基因转移机制有关。它也可以较圆满地解释耐药性基因和转座序列拼凑成质粒在细胞之间四处游走，形成耐药性细菌。有的质粒甚至含有好几个转座子及插入序列，具有几种不同的抗药性基因。如带抗药性基因与带肠毒素基因的转座子在细菌中的传播是临床上抗药性细菌与原菌流行的主要原因。转座子还可完全不顾常规的重组必须在同源基因之间进行的法则，把结构上完全独立、亲缘上毫不相关的 DNA 片段连接在一起，并携带 DNA 片段在基因组间四处移动。由于能迅速地、大规模地引起遗传信息的改变，转座基因的这种"非法重组"(异源重组)在生物进化过程中具有

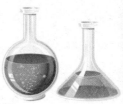

重要意义。已经知道突变是进化的基础,但自发突变的频率和同源重组的突变频率一般都很低,而基因转座机制的阐明为解释遗传的多样性和新种系的形成提供了新的思路。

基因的转座有以下特征:(1)基因整合只能在基因组的某一特定部位发生,而基因转座则可在不同区域转移或跳跃,即异源重组;(2)插入序列不带有编码蛋白质的基因;(3)转座子含有终止密码子,因此可以钝化(即使基因的转录过早地终止)其插入部位附近基因的功能;(4)能使"沉默"了的基因重新表达。

转座子不仅存在于微生物中,而且在酵母、果蝇等真核生物中也有。转座基因学说是对基因理论的重要补充。

基因"突变"的秘密

基因会突变吗?什么是"突变"?

所谓突变是指遗传物质突然发生显著变异的现象。突变可引起形态上或生理上较为明显的变异 1901 年和 1903 年,孟德尔定律的重要发现者之一、荷兰的遗传学家德·弗里斯发表了他的著作《突变论》第一卷和第二卷,首次提出了突变学说。他的突变学说指出了"不连续变异"的重要性,从此遗传学家开始把注意力转向对突变的实验研究,取得了巨大的成就。随着人类对基因认识的深化,对突变的研究也一步步深入。摩尔根学派的成员之一、摩尔根的学生穆勒于 1927 年第一次用 X 射线在果蝇中人工诱发了突变以后,人们对突变的研究开始达到高潮。研究发现,突变在自然条件下发生的频率较低,然而经过人工处理后突变率可大大提高。

突变可分为两类:一类为染色体畸变;一类为基因突变。这种突变

产生的新性状一经出现,就可能遗传下来,育成新种。也就是说,自然界因此就增加了一个新的有显著区别的品种。染色体畸变又可分为染色体结构的变异和染色体数目的变异。

突变除了包括染色体畸变,还包括基因突变。基因突变是指染色体上某一定位点的基因本身所发生的变异。基因突变在生物界非常普遍,出现突变后的表现型种类很多。在自然情况下产生的突变称为自然突变或自发突变,结果就产生出等位基因。例如,原来的一对基因都是正常基因,后来其中之一受到某种诱发因素的影响,变成了异常的白化基因,它还占有原来的位置,和原来的另一个非白化的正常基因组成一对基因——等位基因,并且分别决定相应的性状。我们认识某个基因的存在,只有通过它的异常的等位基因。如果没有异常的白化基因,怎么会知道有产生黑色素的正常基因存在呢?也就是说,如果没有等位基因,也就没有遗传的变异,我们就无法知道基因的存在了。

基因突变的范围很广泛。就整个生物界来说,从病毒、细菌、原生动物直至高等动植物和人类都会发生基因突变。就一个个体来说,基因突变的范围也很广,包括外形、构造和生理机能等所有遗传性状都会发生突变。基因突变是产生等位基因的唯一源泉,是生物体变异的根本原因。

人类遗传中也有基因突变,最典型的例子是人类的 ABO 血型。人类 ABO 血型有 3 个复等位基因 I A、I B 和 i,从来没有发现过这 3 个基因突变。但在猿类中只有 I A 和 I B 基因,没有 i 基因。可见 i 基因是在从猿到人的进化过程中产生的,是在进化过程中从一个基因突变而成的。从 1900 年发现 ABO 血型到现在我们未曾在人类中看到这个位点上发生任何突变,这个位点的突变频率看来非常低,在进化过程中极难发生这么一个突变。

一般来说,个别基因的突变频率是很低的,因而随机选取某一基因

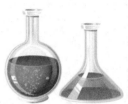

作为样本,产生的错误可能是很大的。所以,遗传学家提出要用总的突变率来代替个别基因的突变频率。除了个别位点的基因突变率外,还要算出成群的有关位点的突变频率,所有这类位点的突变率的总和就是总的突变频率。据科学估计,人类一套二倍体 (23 对染色体) 至少含有100000 个基因。如果每个基因平均突变频率为 3×10^{-3} 的活,那么一个人可能从他的父母的一方接受到新的突变基因的平均数是 $100000 \times 3 \times 10^{-5} = 3$。也就是说,每个人要从父方或母方接受到平均至少 3 个突变基因。这些突变频率的估计值,对于执行遗传任务的医师们是有一定用处的。

基因突变还有一个重要的特征,就是突变的可逆性。正常型基因 A 突变为它的等位基因 a,a 也可突变为原来的基因 A。如果把 A→a 称为正突变,那么 a→A 就叫做回复突变或反突变。现在已有人能用一定诱变剂使某个基因位点的突变发生回复突变,这为治疗遗传病开辟了一个新的途径。正突变和回复突变的频率是不同的。假定正常基因 A 以速率(突变频率)u 突变为它的等位基因 a,又以速率 v 回复突变为 A,在群体中 a 的比例为 R:$R = \dfrac{u}{u+v}$。一旦 R 达到这样的值,即当它等于 A 的突变频率与 a 的回复突变率之和的比值,群体中 a:A 之比将不再变化,这时突变就达到平衡。突变的平衡性在群体遗传学中有重要的意义,回复突变这一事实就保证了生物的多态性。只要突变在两个方向发生的话,就没有一个基因能完全代替别的基因。

基因突变是福还是祸

不安分的基因,给我们带来的是福还是祸呢?

基因的点突变是指基因的内部结构发生改变,但在细胞水平上看

不出染色体形态上的任何改变。它有三种形式:碱基取代、碱基缺失和碱基嵌入。

碱基的取代就是 DNA 序列中某个碱基被另一个碱基所替代。遗传信息能够从 DNA 上的碱基排列顺序变成蛋白质中氨基酸的排列顺序,是以密码子、反密码子为桥梁的,因此,一个碱基的变化可能会引起相应蛋白质中的相应氨基酸发生变化,从而影响该蛋白质的功能,但这种情况并不一定会发生。一般来说,一个碱基发生变化之后,可能有三种情况。第一种情况对于遗传信息不发生影响,也就是不改变蛋白质的氨基酸序列。这是因为某氨基酸对应的密码子不止一个,而这种碱基的改变只是编码氨基酸的密码子改变成另一个而已,并不改变氨基酸。第二种情况则是某处碱基的改变使 DNA 编码的某个氨基酸变为另一个氨基酸,称为误义突变。这种变化可导致三种不同的结果:①DNA 上某一个脱氧核苷酸的改变所引起氨基酸序列的改变,并不影响蛋白质的功能,因为这个氨基酸的改变对蛋白质的功能影响不大或无影响。②误义突变影响到蛋白质的功能改变,但作用不大。③误义突变导致蛋白质完全失去功能,造成严重的后果。第三种情况可能是无义突变,即某个氨基酸密码子经突变使该密码子成为蛋白质合成的终止信号,即突变为 UAA、UAG 或 UGA,于是蛋白质的合成就发生提前终止,合成的蛋白质比正常功能的蛋白质要短,从而不能发挥正常功能。

碱基的缺失与嵌入,就是在 DNA 中发生某些碱基的丢失或在两个碱基中加入了新的碱基。其后果是造成整个基因的读码系统阅读紊乱,造成合成蛋白质的氨基酸序列的全部改变,一般称为移码突变。有时候移码突变可导致无义突变,使蛋白质合成中断,但也可导致蛋白质合成过长等,总之最后都影响到蛋白质的正常功能。

但是,基因突变也不总是有害的,有些突变并不引起坏的后果,事

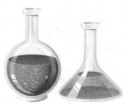

实上,自然发生的大部分突变都不会影响正常的功能。因为在真核生物中,除了功能基因会发生不影响功能的突变外,往往基因组的绝大部分都是没有功能的,在这些地方,就不会引起坏的后果,相反地,这些无害的基因突变是生物进化的基础。人们称这类突变为中性突变。

过去人类研究基因突变的方法主要依靠观察相应基因产物类型或产物的功能,随着分子生物学研究手段的改进,DNA测序技术、克隆技术、转基因技术等先进技术的出现,人们不仅能确定基因突变所带来的DNA分子结构的改变,还能对生物进行有目的的定向诱变。这使得基因突变成为人类可利用的现象。例如,在研究上,人们可利用基因突变建立各种突变型。在应用上,基因突变为育种筛选良种提供了新途径。因此,基因突变究竟是好事还是坏事,只能留给每一位读者去判断了。

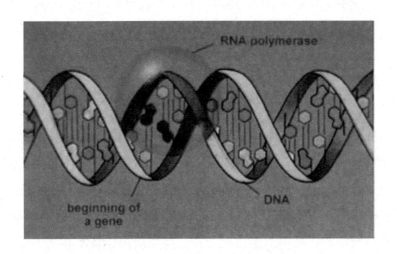

关于克隆

克隆的科学机理

我们知道,哺乳类动物和我们人类都是通过性细胞 (精子和卵子)结合成合子(受精卵),再由合子分化发育而来的。而通过克隆方法得到的细胞群或由未受精的卵细胞分化发育而来的个体，则不存在性细胞的结合问题。我们先以单克隆抗体为例来说明这一点。科学家们先通过某种方法获得一只分泌一种抗体的杂交瘤细胞，然后给予充分的条件让这个细胞分裂、繁殖,成为一群细胞。这群细胞或称细胞系,都是一个细胞的后代,具有相同的性状,因此都能够产生一种抗体。这群由一个单细胞经多次分裂繁殖而来的细胞群被称为单一的细胞克隆。由此产生的抗体被称为单克隆抗体。另一种情况是分子克隆,分子克隆实际上是基因克隆技术的别称，指的是通过一定的方法得到含某个特定基因的单一细胞或细菌,再进行大量繁殖,就得到了包含该基因的单一细胞克隆。这种细胞克隆既可以提供足量的目的基因供我们研究,也可以用于制造我们所需的该基因的蛋白质产物。单克隆抗体技术和基因克隆技术都是 20 世纪伟大的科学发明，它们的创立者都为此获得了诺贝尔奖。这两种技术操作工艺上差别极大,可它们都有一个共同的特点,就是要筛选出通过无性繁殖而来的单一细胞群。

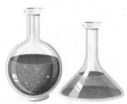

根据上述的诠释和定义,我们将克隆分为4个层次:微生物或细胞植物、动物和人,以及在自然界发生的克隆和只有人工条件下发生的克隆。

克隆并不神秘

从基因角度看,克隆体和母体的遗传物质是完全相同的。英国科学家产生克隆羊所使用的技术就相应地被称为克隆技术,该技术是基因工程技术的一个重要组成部分。

植物的克隆技术比较简单,发现和使用较早。这是因为植物细胞是所谓的全能细胞,经过适当培育,即可以发育成一完整植株。所以,克隆植物是相当普通的一件事。而动物的克隆技术发展较慢,这是由于动物的体细胞并不具有全能性。使用已经高度分化的动物体细胞无法直接培育出克隆动物。几十年来,科学家们一直孜孜不倦地探讨哺乳动物的克隆问题。近十几年来在此领域中已取得了不少进展。

克隆的手段有多种类型,包括胚胎切割、细胞核移植等。在"多莉"降生之前,细胞核移植就是用机械的方法,把一个称之为"供体细胞"的细胞核移入另一个去除了细胞核的细胞质中。核移植采用的供体细胞有两种,一种是胚胎细胞,一种是体细胞,但二者有着本质的区别。胚胎细胞是由受精卵发育而成的胚胎的细胞,故胚胎细胞克隆属于异体复制,"复制"的是提供受精卵胚胎的动物的下一代,相当于生了个"多胞胎";而体细胞克隆属于自体复制,"拷贝"的是提供体细胞的动物本身。从技术操作的难度来看,前者难度小,后者难度大。

在克隆羊"多莉"风波中大出风头的"细胞核移植技术"领域,中国也堪称世界一流。1993年,中国科学家用胚胎细胞"克隆"绵羊成功,同年,中国科学院研究所杜森在世界上第一次用继代细胞核移植的方法,

获得了一批"克隆羊"的第二代。1995年,中国科学家又成功地获得了胚胎细胞"克隆牛"。最近西北农业大学利用滋养层细胞作为供体细胞克隆山羊,已经怀孕成功。这项技术虽不及英国克隆羊,但已超过了传统的胚胎细胞核移植。目前,中国已经能克隆鼠、兔子、山羊、牛、猪五种哺乳动物。就克隆的动物种类来说,是绝大多数国家所无法比拟的。这些成绩,都是在"七五"末到"八五"间短短的几年内取得的。我国以前这方面的成果,报道时多用"核移植"这个词,因此尽管中国克隆技术也很先进,但是中国国内的人对"克隆"这个词还是有些陌生。中国目前在克隆方面水平较高的科研单位很多,有中国农科院畜牧所、中国科学院发育生物学研究所、西北农业大学畜牧所、江苏农科院畜牧所、广西农业大学等。

继1996年7月英国科学家克隆出"多莉"后,美国俄勒冈灵长类研究中心唐·沃尔夫领导的科研小组在同年8月份用胚胎细胞克隆出两只猴子。这一结果在社会上引起了强烈反响。

"克隆羊"及"克隆猴"风波在全世界范围内引发了一场关于科学与伦理、科学与生命、科学与人类未来命运的大争论,各国政府要员、知名科学家、社会学家、伦理学家和普通老百姓,也都纷纷加入到这场空前的大论战之中。

微生物克隆技术

一般来说,微生物的生长需要大量的水分,需要较多地供给构成有机碳架的碳源,构成含氮物质的氮源,其次还需要一些含磷、镁、钾、钙、钠、硫等的盐类以及微量的铁、铜、锌、锰等元素。不同的微生物对营养物质的要求也有很大的差异。有些微生物是"杂食性"的,可以用各种不同物质作为营养;有的微生物可以利用化学成分比较简单的物质,甚至

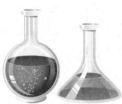

可以在完全无机的环境中生长发育，从二氧化碳、氨及其他无机盐类合成它们的细胞物质。另外，有些微生物则需要一些现成的维生素、氨基酸、嘌呤碱及其他一些有机化合物才能生长。

有的微生物的生长不需要分子氧，这种微生物称为厌氧微生物，它的培养应在密闭容器中进行。如生产沼气的甲烷菌的培养，是在有盖的沼气池或不通气的发酵罐中进行的。更多的工业微生物要在有氧的环境中生长，称为好氧微生物。培养这类微生物时要采取通气措施，以保证供给充分的氧气。

微生物细胞培养的方式又分为许多类型。所谓表面培养使用的是固体培养基，细胞位于固体培养基的表面，这种培养方式多用于菌种的分离、纯化、保藏和种子的制备。表面培养法多用在微生物学家的实验室中，这是因为虽然表面培养操作简便，设备简单，但也存在一些缺点，例如不易保持培养环境条件的均一性。

一般来说，表面培养的方法是将含有许多微生物的悬浮液稀释到一定比例后，接种到琼脂培养基的固本斜面上，经保温培养，可以得到单独孤立的菌落。这种单独的菌落可能是由单一细胞形成，因而获得纯种细胞系。生长在斜面上的菌体，在4℃下可以保藏3~6个月。青霉素最初投入工业生产的时候，就是采用这种表面培养法。

微生物细胞培养如果实行工业化，靠表面培养提供足够的生长表面是很困难的。就以青霉素来说，如果采用表面培养方法生产10克青霉素就需要100万个容积为1升的培养瓶。这需要消耗大量的人力、能量和培育空间。所以在工业生产上，表面培养法很快被深层培养法所取代。

在分批培养过程中，可定期取样测定培养基中死活细胞数。如以细胞数目或增长速度为纵坐标，培养时间为横坐标，就可以得到生长曲线。微生物深层培养一般可观察到生长繁殖过程的四个阶段。第一阶段

是延迟期,细胞数目几乎不增加,这是因为少量菌种接种到新鲜培养基上去以后,一般不立即进行繁殖。延迟期的出现被认为是细胞适应新的物理环境而出现的调整代谢的时期。第二阶段是生长对数期,细胞数目呈几何级数增加,细胞数目的对数值呈直线上升。这是因为细胞经过延迟期后适应了新的环境,生理状态也较为活跃,细胞开始迅速繁殖。第三阶段是稳定期,活细胞数处于相对平衡状态。这是因为细胞经过对数期大量繁殖后,一方面培养基中营养物质渐趋耗尽。另一方面代谢产生逐渐增多,致使细胞繁殖的速度逐渐降低,新生的细胞数与死亡的细胞数大致相等。第四阶段是衰亡期,活细胞数显著下降。这是因为细胞经过大量增殖再经平衡期后,由于培养基中营养成分耗尽,代谢产物大量积累,这时能够增殖的细胞越来越少以至降到零,而死亡的细胞则越来越多。

实验室里的小型分批深层培养,常采用摇瓶。将摇瓶瓶口封以多层纱布或用高分子滤膜以阻止空气中的杂菌或杂质进入瓶内, 而空气可以透过瓶塞进入瓶内供菌体呼吸之用,摇瓶内盛培养基,经灭菌后接入菌种,然后,在摇床上保温振荡培养。摇瓶培养法是实验室获取菌体的常用方法,也用做大规模生产的种子培养。

工业上大规模培养微生物一般是在大型发酵罐中进行的。大型罐具有提高氧利用率、减少动力消耗、节约投资和人力,并易于管理的优点。目前通用的气升式发酵罐最大容积达 30 立方米。现在的培养罐一般采用计算机自动化控制,自动收集和分析数据,并实现最佳条件的控制。

另外, 要实现工业上的微生物细胞自动化培养还需要实行连续培养,这是因为随着微生物的活跃生长,营养物不断消耗,有害的代谢产物不断积累,对数生长期不可能长期维持。所以,在连续培养中,需要控制营养物浓度和培养条件,从而将微生物细胞的生长维持在对数生长期不变。根据控制方式的不同,连续培养可分为恒浊法和恒化法两种。此外,还可

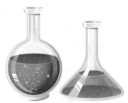

以实行中间补料培养法,即当分批培养达到一定程度后,连续或间断加入培养基,而使培养物中的限制性基质和菌体浓度等基本维持不变。

植物克隆技术

植物的无性繁殖在农业上早已广泛采用,甚至有一些植物本身就能通过地下茎或地下根来繁殖新个体,"无心插柳柳成荫"便是一个例证。但人工的植物克隆过程却不这么简单。我们可通过植物组织培养进行无性繁殖。

所谓植物组织培养就是在无菌条件下利用人工培养基对植物体的某一部分(包括原生质体、细胞、组织和器官)进行培养。根据所培养的植物材料不同,组织培养可分为5种类型,即愈伤组织培养、悬浮细胞培养、器官培养、茎尖分生组织培养和原生质体培养。通过植物组织培养进行的无性繁殖在作物脱毒和快速繁殖上都有着广泛的应用。回顾其发展历程,是在无数科学家的不懈努力之下,方使这项技术趋于完善,趋于成熟。

第一步:植物组织培养的前奏曲。

无论植物还是动物,都是由细胞构成的,细胞是生物体的基本结构单位和功能单位,如果具有有机体一样的条件时,每个细胞应该可以独立生活和发展。

第二步:植物组织培养的理论准备阶段。

在施莱登和施旺新发展起来的细胞学说的推动下,德国著名植物生理学家哈布兰特提出了高等植物的器官和组织可以不断分割,直到分为单个细胞的观点。他认为植物细胞具有全能性,就是说,任何具有完整细胞核的植物细胞,都拥有形成一个完整植株所必需的全部遗传信息。为了论证这一观点,他在无菌条件下培养高等植物的单个离体细

胞,但没有一个细胞在培养中发生分裂。哈布兰特实验失败是必然的,因为当时对离体细胞培养条件的认识还非常有限。1904年,德国植物胚胎学家汉宁用萝卜和辣根的胚进行培养,长成了小植株,首次获得胚培养成功。后来其他学者进行了一些探索性实验研究,直到20世纪30年代才出现突破性进展。

第三步:植物组织培养的技术奠基阶段。

到了20世纪30年代中期,植物组织培养领域出现了两个重要发现,一是认识到B族维生素对植物生长具有重要意义,二是发现了生长素是一种天然的生长调节物质。导致这两个发现的主要是怀特和高斯雷特的实验。1934年,怀特由番茄根建立了第一个活跃生长的无性系,使根的离体培养首次获得真正的成功。起初,他在实验中使用包含无机盐、酵母浸出液和蔗糖的培养基,后来他用3种B族维生素(吡哆醇、硫胺素和烟酸)取代酵母浸出液获得成功。与此同时,高斯雷特在山毛柳和黑杨等形成层组织的培养中发现,虽然在含有葡萄糖和盐酸半胱氨酸的knop溶液中,这些组织也可以不断增殖几个月,但只在培养基中加入了B族维生素和生长素以后,山毛柳形成组织的生长才能显著增加。

在20世纪40年代~50年代,由于另外一类植物激素——细胞分裂素的发现,使得组织培养的技术更加完备。

1948年,科学家在烟草茎切段和髓培养研究中,发现腺嘌呤或腺苷可以解除生长素对芽的抑制作用,并使烟草茎切段诱导形成芽,从而发现了腺嘌呤与生长素的比例是控制芽和根分化的决定因素之一。当这一比例高时,有利于形成芽;比例低时,有利于形成根。这一惊人的发现,成为植物组织培养中控制器官形成的激素模式,为植物组织培养作出了杰出贡献。随后,在寻找促进植物细胞分裂的物质中,米勒等人发现了激动素,它和腺嘌呤有同样作用,可以促进芽的形成,而且效果更

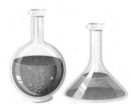

好。从那以后,都采用激动素或其类似物,如 6-苄基腺嘌呤玉米素、zip 等代替腺嘌呤,从而把腺嘌呤/生长素公式改为根芽分化与激动素/生长素的比例有关。后来证明,激素可调控器官发生的概念对于多数物种都可适用,只是由于在不同组织中这些激素的内源水平不同,因而对于某一具体的形态发生过程来说,它们所要求的外源激素水平也会有所不同。1956 年,在 Steward 等进行胡萝卜根愈伤组织的液体培养研究,发现其游离组织和小细胞团的悬浮液可长期继代培养,并于 1958 年以胡萝卜根的悬浮胞诱导分化成完整的小植株,从而证实了半个多世纪前哈布兰特提出的植物细胞全能性假说。这一成果大大加速了植物组织培养研究的发展。1965 年 Vasil 等从烟草的单个细胞发育成了一个完整的植株,进一步证实了植物细胞的全能性。由于控制细胞生长和分化的需要,对培养基、激素和培养方法都进行了大量研究,研究出了 MS、White、B5 等(1968)等广泛用于不同植物组织培养的培养基,也创立了多种培养方法,如微室悬滴培养法、看护培养法等。在这一阶段,技术上的突破为植物组织培养应用于农业、工业、医药等打下了良好的基础。这一阶段是植物组织培养的最关键时期,使之达到成熟的阶段,从而使植物组织培养进入黄金时期。

第四步:植物组织培养的全盛阶段。

据我国科学家罗士韦统计,在 20 世纪 60 年代初期,还只有十几个国家的少数实验室从事组织培养研究,但到了 20 世纪 70 年代,植物组织培养领域仍然空白的国家已经屈指可数。由于有了前面的理论基础和技术条件,加之在 20 世纪 60 年代用组织培养快速繁殖兰花获得巨大成功之后,极大地推动了植物组织培养的全面发展,微繁技术得到广泛应用。继兰花工厂化繁殖成功之后,快速繁殖开始用于重要的、经济价值高的、名特优作物新品种,如甘蔗、香蕉、柑橘、咖啡、苎麻、玫瑰、郁

金香、菊花、牡丹、康乃馨、桉树、泡桐等。继马铃薯脱毒苗的研究成功，又能生产草莓、葡萄、大蒜、苹果、枣树等大量无性繁殖植物的脱毒苗应用于生产。一仅据 20 世纪 90 年代初的统计，植物组织培养进行的无性繁殖所涉及的植物就已达数千种。

植物组织培养有着广阔的应用前景，这已成为近年来日益增多的实践所证实。随着研究的深入，组织培养将会显示更多的作用。

首先，在人工种子的研究与产生方面。由于植物组织培养过程中发现有体细胞胚胎产生(在形态上类似于合子胚)，如果给这种体细胞胚包上一层人工胚乳，那么就能得到人工种子，人工种子在适当条件下也能像普通种子一样萌发并生长。大量繁殖体细胞胚并制成人工种子为无性繁殖开辟了崭新的领域。建立并发展人工种子技术可以快速繁殖个优良品种或杂种，以保持它们的优良种性和整齐度。一些名贵品种、难以保存的种质资源、遗传性不稳定或育性不佳的材料，均可采用人工种子技术进行繁殖。人工种子体积小，仅几毫米，而通常离体繁殖的体是十几或几十厘米。繁殖体小的人工种子，贮藏和运输均十分方便，而且可以像天然种子那样用机械在田间直接播种。

其次，在与基因工程结合的研究与应用方面，近年来由于通过基因工程克隆了大量有用产物的基因，特别是干扰素、胰岛素等药物已达到工业化生产的规模，植物学科受到前所未有的震动，许多生物学家和生物化学家着手开始基因工程研究，试图按人们的需要来定向地改良作物。如将抗病、抗虫、抗盐碱的基因或增强农作物光合作用的基因导入一些重要的作物中，并通过组织培养进行无性繁殖来扩增所获得的具有优良性状的植株，从而尽快应用于生产，产生经济效益。以前已有抗虫棉、抗病毒的烟草用于大田实验，引起了各方的广泛关注。科学家预言，21 世纪作物的产量将大幅度提高，作物的品质将得到飞跃性的改良。

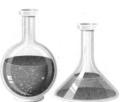

再次，在生产有用产物的研究与应用上，组织培养也有广阔的前景。植物几乎能生产人类所需要的一切天然有机化合物，如蛋白质、脂肪、糖类、药物、香料等，而这些化合物都是在细胞内合成的。因此，通过植物组织培养对植物的细胞、组织或器官进行无性繁殖，在人工控制的条件下有可能生产这些化合物。这个目标一旦实现，就会改变过去靠天、靠阳光种植作物的传统农业，而成为工厂化农业生产，从而摆脱老天爷的支配，并为人类进军其他星球建立空间工厂化农业来提供粮食、药品等打下坚实基础。这种神奇的理想，随着科技的发展一定能够实现。因为目前通过单细胞培养生产蛋白质已获成功，日本用发酵罐生产紫草宁已达工业化生产规模，在利用细胞培养生产活性成分领域的研究正方兴未艾。

最后是理论研究上的应用。理论是在实践的基础上总结并发展起来的，对实践具有一定指导作用，同时实践的发展又能推动理论研究的深入及更新。植物组织培养作为一门技术，在植物学的各个方面都得到广泛应用，推动了植物遗传、生理、生化和病理学的研究，它已成为植物科学研究的常规方法。

花药和花粉培养获得的单倍体和纯合二倍植物，是研究细胞遗传的极好材料。在细胞培养中很易引起变异和染色体变化，从而可得到作物的新类型，为研究染色体工程开辟新途径。

细胞是进行一切生理活动的场所，植物组织培养有利于了解植物的营养问题，对矿物质营养、有机营养、植物激素的作用机理等可进行深入研究，比自然条件下的实验条件易于控制，更能得出有说服力的结论。

采用细胞培养鉴定植物的抗病性也会变得简便有效，能很快得到结果。

动物克隆技术

我们都知道包括人类在内的高等动物，严格按照有性繁殖的方式繁衍后代，即分别来源于雌雄个体的卵细胞和精子细胞融合，形成受精卵，受精卵经过不断分裂最后孕育成一个新的个体。也就是说，在高等动物体内，只有受精卵能够实现细胞的全能性。这种有性生殖的后代分别继承了父母各一半的遗传信息。

鉴于此，科学家们设想，能不能借受精卵，甚至卵细胞实现动物细胞的全能性，使高等动物进行无性繁殖，获得大量完全相同的动物"拷贝"。

我们已经知道，克隆为无性繁殖，即不需要精子参与，细胞或动物个体数量就可不断地繁殖增多，好像是一种工业产品按一定模型不断复制一样，以这种方式复制出来的动物外形、性能和基因类型等完全一样。该项技术可以迅速加快良种家畜的繁殖，使大力发展畜牧业呈现出广阔的前景，也为发育生物学、遗传学等学科的研究和发展，进一步揭示生命的奥妙广开门路，提供非常美妙的方法。目前克隆哺乳动物的方法由简单到复杂有以下几种：

(1)胚胎分割。

将未着床的早期胚胎用显微手术的方法一分为二、一分为四或更多次地分割后，分别移植给受体内让其妊娠产仔。由一枚胚胎可以克隆为两个以上的后代，遗传性能完全一样。胚胎二分割已克隆出的动物有小鼠、家兔、山羊、绵羊、猪、牛和马等。我国除马以外，以上克隆动物都有。胚胎四分割的克隆动物有小鼠、绵羊、牛。我国胚胎四分割以上克隆动物均有。

(2)胚胎细胞核移植。

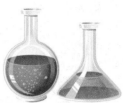

用显微手术的方法分离未着床的早期胚胎细胞(分裂球),将其单个细胞导入去除染色质的未受精的成熟的卵母细胞,经过电融合,让核卵母细胞胞质和导入的胚胎细胞核融合、分裂、发育为胚胎。将该胚胎移植给受体,让其妊娠产仔。理论上讲,一枚胚胎有多少个细胞,就可克隆出多少个后代。亦可将克隆出胚胎的细胞再经过核移植连续克隆出更多的胎,得到更多的克隆动物。目前胚胎细胞核移植克隆的动物有小鼠、兔、山羊、绵羊、猪、牛和猴子等。我国除猴子以外,其他克隆动物都有,亦连续核移植克隆山羊。该技术比胚胎分割技术更进了一步,将克隆出更多的动物。因胚胎分割次数越多,每份细胞数越少,发育成个体的能力越差。

(3)胚胎干细胞核移植。

将胚胎或胎儿原始生细胞经过抑制分化培养,让其细胞数成倍增多,但细胞不分化,每个细胞仍具有发育成一个个体的能力。将该单个细胞利用以上核移植技术,将其导入除去染色质的成熟的卵母细胞内克隆胚胎,经移植至受体、妊娠、产仔、克隆动物产生。从胚胎理论上讲,闭以克隆出成百或更多的动物,比以上胚胎细胞核移植可充隆出更多的动物。目前只有小鼠分离克隆出胚胎类干细胞系,克隆出小鼠。牛、猪、羊、兔只分离克隆出胚胎类干细胞。该胞移植已克隆出牛、猪、兔和山羊的后代。我国已分离出小鼠胚胎干细胞系,有嵌合体小鼠产生;已分离出兔、和猪胚胎类干细胞,传代两代,但还未能产出个体。

(4)胎儿成纤维细胞核移植。

由妊娠早期胎儿分离出胎儿纤维细胞,采用如上核移植的方法克隆出胚胎,经移植受体,妊娠产仔,克隆出动物个体。目前只有英国报道,1996 年克隆出了 3 只山羊。

(5)体细胞核移植。

将动物体细胞经过抑制培养处于休眠状态,采用以上核移植的方

法,将其导入点除染色质的成熟的卵母细胞克隆胚胎,经移植受体,妊娠产仔,克隆出动物。从理论上讲,这可以无限制地克隆出动物个体。该项技术的突破,有人讲可以和原子弹最初爆炸相提并论,其科学和生产应用价值巨大。该项技术克隆动物只有英国报道的一只克隆绵羊"多莉"。

(6)胚胎嵌合。

将两枚胚胎细胞(同时或异种动物胚胎)变合共同发育成为一个胚胎为嵌合胚胎。将该胚胎移植给受体,妊娠产仔,如该仔畜具有以上两种动物胚胎的细胞称之为嵌合体动物。嵌合体一词起源于希腊神话,它是指狮头、羊身、龙尾的一种怪物。如同种类黑鼠和白鼠胚胎嵌合,生下黑白相间的花小鼠。不同种的绵羊和山羊胚胎细胞嵌合,可生下绵山羊,既有绵羊的特征,又有山羊的特征。该技术多应用于发育生物学、免疫学和医学动物模型等科学的研究。利用该项技术亦可检测动物胚胎干细胞的全能性,即将胚胎干细胞和同种动物胚胎嵌合,如生下嵌合体,包括生殖系在内组织细胞嵌合,即可确认该干细胞具有全能性。此项技术在畜牧业生产中也具有重要意义,如对水貂、狐狸、绒鼠等毛皮动物,利用嵌合体可以得到按传统的交配或杂交法不能得到的皮毛花色后代,提高毛皮的商品性能,可以克服动物间杂交繁殖障碍,创造出新的物种,亦设想利用该项技术可以进行异种动物彼此妊娠产仔,加快珍稀动物的繁殖,如利用其他动物代替珍贵的大熊猫妊娠产仔,加快国宝的繁殖。亦可通过该技术培育出含人类细胞的猪,使猪器官能为人类器官移植用。亦可将外源基因导入一种细胞和胚胎相合,可以生下含该外源基因的嵌合体动物,亦可遗传下去,具有重要的研究和生产应用价值。目前嵌合体动物有小鼠、大鼠、绵羊、山羊、猪和牛等,种间嵌合体动物有大鼠—鼠嵌合体,绵羊—山羊嵌合体,马—斑马嵌合体,牛—水牛嵌合体。中国有嵌合体动物小鼠、家兔和山羊。

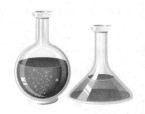

获得预感

　　人脑皮层的高度诱发势态好比一堆干柴，没有干柴就不会燃起猛烈的预感爆发之火。但是光有干柴，没有火星，干柴自己也不会燃烧，这个"火星"，就是表现在形式和直接发动机制上与诱发势态不同，并能打破循规思维思路的越轨触发信息。

　　"晴空一鹤排云上，便引诗情到碧霄。"预感触发信息的产生机制看似与预感诱发势态的形成机制截然相反，其实前者的无意识是由后者的有意识活动诱发的，前者的偶然得之于后者的长期准备，前者的一举成功孕育于后者的无数次试验失败中。一句话，前者的"感兴"触发必须依赖于后者的"养兴"蓄势。

　　与此相反，不少人由于没有一个时时处于待发状态的有准备头脑，机遇就是碰在了他们的鼻子尖上也会当面错过的。德国著名化学家维勒在科学上有两大功绩，一是 1827 年发现了化学元素铝，二是 1828 年首次用化学方法合成了尿素。但他却遗憾地错过了发现元素钒的机会。维勒在研究铝的化合物时曾分析过墨西哥的黄铅矿矿石，发现一种特殊的沉积物，但这却没引起他的重视。维勒的同学瑟夫斯特木随后也独立地发现了维勒发现过的现象，他敏锐地预感到其中可能蕴藏的科学价值，抓住这个现象反复实验和探索，终于发现了新的化学新元素"钒"。

　　机遇只垂青于有准备的头脑者。对于没有准备的头脑者，机遇再多也会触而不发。只有有了有准备的头脑，飘忽而过的偶然机遇才能转化

为灵感触发信息。有人比喻说："这就像在化学实验中把大量的晶体溶解在水中，一直达到饱和状态，这时，如果在这处于平稳状态的溶液中掉进一点东西或轻轻敲一下，过饱和溶液中就会形成结晶。"

心灵预感是个有待开拓的广阔领域。众说纷纭的心灵预感是种什么样的能力，一些人是怎样推动心灵预感的，或者说他们是如何比其他人更懂得心灵预感的，各种预感成分在与心理机能的关系上的异同，我们对于这些应当了解得更清楚一些，以达到更高的层次。

也许，现今的试验工作大多不够成熟。通过心理机能学来研究心灵预感，不仅可以大大加深对我们自身的了解，而且据此可以揭示某些受到忽略的现象。例如寻找适应心灵能力的更好的途径，界定并改善比较有利的内外环境。

一些具有超直觉的人在侦破犯罪、寻找失踪者，探索考古难题等方面为什么具有那样大的本事？这里还有许多有待人们去完成的研究。

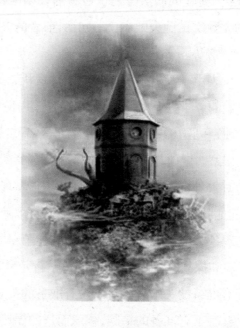

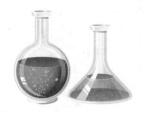

人体的肤色解析

肤色类种

人类在发展过程中,经历过无数的艰辛与磨难。生存环境中,天气的骤变、野兽的袭击、同类的搏斗厮杀,使人类的人种由灭亡到再生,由大迁移到演化,使得现今的人种分布大致如下:亚洲多是黄种人,美欧多是白种人,非洲多是黑种人。同时在美洲还有红色人种。所以从肤色上来讲,大致有黄、白、黑、红四种颜色。

肤色不同原因

每一个人生下来便有一定的皮肤基色,这说明肤色是带有遗传性的。有些人因一时晒了太阳,血管扩张,血液流量增大,色素增多,皮肤变得又黑又红。但经过一段时间后,仍然会恢复原有的性状,这说明,肤色有着稳定的遗传物质基础。至于影响肤色变化的遗传物质共有多少?都是哪些?目前尚无一致的结论。但是对于色素物质的化学构成及产生过程已有了一定的了解。色素的形成,主要是与表皮细胞内的一种蛋白酶有关。这种酶被称作酪氨酶,它可催使细胞内的酪氨酸转化为色素的构成物。人体表皮细胞内如果缺少了这种酶,或有酶的活性丧失,就会

使色素细胞失去功能,不能产生色素物质。假如在一个人从父母双方获得的遗传物质中都缺少产生这种酶的遗传因素,就会患色素缺乏症,即"白化病"。这类白化症患者由于色素先天性缺失,其皮肤及毛发均呈白色,而眼睛虹膜由于没有色素遮蔽而呈红色。据遗传病理学统计,患此类遗传病的人在大约二万个初生儿中便有一例。

色素的功能是参与皮肤的保护作用。色素决定肤色的变化,同时也决定皮肤的屏蔽功率。它可以防止阳光中过多的红外热辐射到肌体深部,也可以防止紫外线对肌体内部组织的损伤。因此色素不仅受到遗传物质的决定性控制,同时它还承受着外界阳光强烈程度的压力与选择。举例来说,在地球阳光强烈的赤道附近热带地区,具有深肤色的黑色人种比具有浅肤色的白色人种有更强的生存适应能力。欧洲浅肤色的白人在热带地区阳光辐射下,会有更高的皮癌发病率;反之,色素浓重的黑色人种到达地球北部的寒冷地区,其肤色也会成为不利因素。曾有人统计,在朝鲜战场上,黑人比白人更容易冻伤。这说明人种肤色的分布,不仅决定于人体内部的遗传物质,而且与长期生存的地理环境的有利条件有关,各人种肤色是在不同地理环境下长期适应的结果。

再如,阳光中的紫外线是一种肉眼看不见的短波光线,它杀伤人体内的细小细胞,但也可促成人体内维生素 D 的产生。在紫外线的作用下,可使人体内的醇类物质转化为维生素 D。而维生素 D 又可促进人体骨组织对钙、磷元素的吸收,使骨骼硬化。因此缺少必要的紫外线照射会影响维生素 D 的产生,可能导致人体软骨症与佝偻病的发生。这也就是人在婴幼儿时期,医生嘱咐要经常晒太阳的原因。有时我们见到小猫在阳光下舐食自己的毛皮,那就是它在摄取其中的维生素 D。所以,在大西洋暖流影响下,在经常有白云飘浮的多阴的欧洲大部分地区,主要分布着浅肤色的白色人种,这也是长期适应的结果。

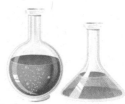

　　人体肤色的变化决定于内部色素量的变化。而色素量的变化又是在外界光照环境下长期选择与适应的结果。因此可以说,肤色是自然界在人体上打下的烙印,地球上不同人种肤色的分布,人体色素深浅变化的趋势,基本是与阳光辐射能力及强烈程度的变化相互联系和对应的。即是说,在阳光充足的赤道附近地区,人体皮肤内的色素多、肤色深;而随着地球纬度的推移,纬度愈高,距离赤道愈远,阳光愈弱,人体肤色也就会愈浅、愈白。在欧洲是这样,南欧人比北欧人的肤色要深黑些;同样,在亚洲也是这样,南亚人比北亚人的肤色也要深些、黑些。

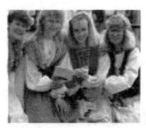
白种人

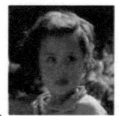
黄种人

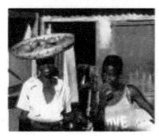
黑种人

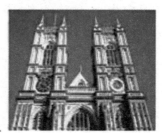

人体特异功能解读

特异功能现象

1979 年 3 月 11 日《四川日报》首次向中国科学界和全社会公开报道了 12 岁儿童唐雨具有能用耳朵认字的奇异生理机能的现象。而"特异功能"这个名称则是在 1980 年 2 月上海召开首次有关这类现象的讨论会时开始使用的。在筹备会议时,自然杂志社的编辑把已报道过的耳朵认字、手认字、透视等这一类功能总称为"人体特异功能",并将这次会议名称定为"人体特异功能科学讨论会"。此后, "特异功能"这一名称在全国范围内被广泛使用。

根据它与人体常规生理机能的区别,可分为两种类型:

一种是用特异的手段、方式产生和常规功能相等的最终效应。如用耳朵、手等部位辨认常规情况下用眼睛才能辨认的文字、图案和颜色;通过意念活动取出通常情况下要开盖才能取出的、封闭于瓶中的药片等物品。此类型与常规功能之区别仅在手段、方式上。

另一种是用特异的手段、方式产生常规功能难以产生的最终效应。如把折断的钢针重新接起来,使花蕾快速开放等,这是人体常规功能所做不到的。有些效应,甚至现有的任何科学手段也无法产生。

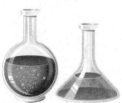

与特异功能密切相关的是气功。气功是指在一定的原理(功理)指导下按一定的方法(功法)进行的修炼行为。人们经过修炼可获得一定的功能。这些功能可划分为以下4类:

(1)强身健体与延年益寿,包括自我疗病;

(2)轻功与硬功;

(3)超常感知;

(4)外气效应,已知的都是微观效应(还产生不了宏观致动),也包括外气治疗。

"气功功能"是就功能出现的方式而言的,"特异功能"是根据功能的性质而言的。但二者常有交叉。就"特异功能"而言,它包括上述第(2)、(3)、(4)类气功功能,尤其是第(3)、(4)类,即这几类气功功能都可称为特异功能——经过修炼而出现的特异功能。把气功修炼得到的超常功能包括进来后,"特异功能"便为广义,未包括时则为狭义。经这样规定后,本书所言的"特异功能"则是狭义的,专指未经气功修炼就具有的人体超常功能。

人体特异功能在西方称为心灵现象,包括超感官知觉和心灵致动。西方科学界的研究从19世纪50年代在英国开始后,于20世纪30年代在美国得到较大发展,形成了所谓超心理学学科。

1979年后的十多年间发现了几十种特异功能现象,在下面要分别介绍。其中,大多得到了广泛的验证,少数仍没有做充分的重复实验。

特异感知

特异感知指不用人体感官的已知功能而感知外界和体内事物,是最早发现的一类人体特异功能现象。感知时,信息的接收部位可能包括人体的已知感官,但其工作机制和发挥原来功能时不同。信息一般要传送到前额印堂穴,然后感觉到在该处前不远的地方出现一"光屏",文字、图案等显示在光屏上。

现在已发现和验证的特异感知功能有以下7种:

(1)接触辨认。试样(由文字、图案等辨认内容和它的载体组成)与辨认者身体相接触,发功后认出试样中的辨认内容,此为接触辨认。现在已经知道,在接触试样(包括隔衣接触试样)的情况下,人体能辨认图文及具颜色的部位遍及周身,有手、腋下、臀部、足底等。

(2)透视。试样(也指被视景物)与肉眼之间有一屏障,眼睛视力无法看到试样上要求辨认的内容,用特异透视功能则可看到。例如,透视牛皮纸信封或火柴盒内纸片上的文字,透视人体内脏和体内异物。如果试样是文字、图案写在纸片上,纸片本身也可作为屏障,只要通常视力不能透视即可。

(3)遥视。试样(包括景物)在较远处,眼睛视力完全无法看见其内容,眼睛与试样之间常常还有能阻挡视线的障碍物,在这种情况下看到试样内容,属遥视。

(4)接收残留信息的人、动物等离开原来位置后,一些特异功能者能看出在该位置上还留有其形象。

(5)思维传感。特异功能者用头脑直接感知别人(不一定是有特异功能的人)头脑中正在出现的念头,包括直观形象物。

(6)视像放大。某些特异功能者用眼睛看微小物体时,观觉影像比物体大得多。实验表明,白血球和尘埃的视像可放大到原物的100倍甚至1000倍。

(7)对磁场产生反应。实验发现,某些特异功能者对条形永磁铁会产生这样的感觉沿磁铁轴线有红光或蓝光出现,从一极向另一极运动;对

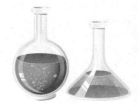

两极分别有凉热感,对电磁铁则没有这些感觉。

特异致动

用特异的手段、方式使物体产生机械运动称为特异致动。特异致动是最简单的一类特异功能外效应,也存在于后面要介绍的许多其他类外效应之中。

现已得到普遍验证的特异致动有以下 3 种:

(1)纯位移致动。用特异功能使物体产生空间位置的移动,但不穿透障碍物材料,如移动桌面上的闹钟,拨动钟表指针,使窗外的花朵通过窗户飞进室内,等等。

(2)透壁致动。最典型的一种是在意念的驱使下把药片等物品从封闭瓶内取出而不拧动瓶盖。录像(25 帧/秒)和高速摄影(1000 帧/秒)表明,药片等物是从瓶壁或瓶底穿透出来的。还有其他形式的透壁致动,如把物件装进封好的信袋或从其中取出,使物件从一个房间透壁飞进另一个房间,等等。

(3)意念书写(致动构图)。笔尖和纸不接触,通过意念用指定笔中的墨水在指定纸上写出文字或画出符号、图画来。纸和笔的放置关系分为两种:把纸卷于笔上后握于手中或置于身体某一部位,也可放于旁边;笔和纸分离,甚至可分别锁进箱内。

意念书写是对墨水等颜料的致动,但必须以感知为基础:在印堂前出现纸和笔的影像,在像中指示笔在纸上书写;书写的内容同时又被书写者感知,以此确定是否完成了书写。

物质宏观构体效应

有一类特异功能是改变物体的形状,甚至使其分裂,分裂后再接合。

(1)特异塑形。对于金属丝或其他易变形的材料,一些特异功能者能在不用身体和工具接触它的情况下,用意念驱使改变其形状。

(2)材料构体效应。如用意念把封装在火柴盒内的火柴杆折断并重新接上;把金属针折断并接上;把人体内的结石打碎;把嚼碎的名片(包括其中的文字)复原,等等。

(3)植物构体效应。如把撕破的树叶重新接上,肉眼看不出对接处有痕迹,树叶仍能保持生理机能。对接时,有些特异功能者把树叶拿在手上,有些须把树叶放于口中。

生物生长效应:

(1)改变花的生长过程。1980年云南大学的一些研究人员便发现了几位特异功能儿童,她们能在几分钟内使花蕾开放成花朵,又在几分钟内使之闭合成花蕾。

(2)促进种子萌芽。有实验表明,特异功能可以影响种子的萌芽率。例如,经特异功能作用(用意念想着种子萌芽)后的水稻种子,在一定时期观察,其萌芽率为75%左右,而未作用的对照组在同期观察时,萌芽率为60%,作用后萌芽率提高将近17%;经特异功能作用后的烟草种子,在某一时期观察,萌芽率为20%左右,未经作用的对照组在同期观察,萌芽率为7%左右,作用后萌芽率提高13%。

(3)影响微生物生长速度。在进行特异感知等实验时,放在试样旁的细菌的生长常常受到影响,某些种类细菌的生长受抑制,甚至被杀死,

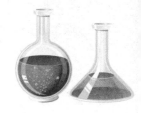

而一些种类细菌的生长却受刺激。

热效应

有些特异功能者可以通过手捏或吹气的方式使衣服或皮肤局部温度升高至烧焦。

1989 年中国科学院电子学研究所、北京理工大学电子工程系等单位,对特异升温作了多次测试。测试时,温度计插入小试管,试管内盛有常温自来水,特异功能者手握试管,发功后,温度计内的液体(酒精或水银)膨胀上升,最高可达 70℃刻度,一般在 48℃~60℃的刻度范围。常人用手触试管及其内的自来水时,有烫手感觉,说明温度计的液体膨胀上升确实是因温度升高所致。

微观物理效应

前述五类特异功能效应均可以不用仪器而只凭人体通常感官发现、验证。进一步的实验中,通过仪器测试发现,特异功能作用于一些物质时会产生微观物理效应。已有实验报告的效应有:

(1)影响材料中的电子运动状态。如使压电晶体产生类压电效应;改变晶体二极管导电特性;作用于热释光试剂片时与通常辐射照不大一样,有"记忆现象"和发光峰变宽现象。

(2)材料构象效应。如使单晶硅变为取向微晶,通常情况下,这一变化要在熔点 1440℃才有可能发生。又如,有实验发现,受特异功能作用后,人工膜(脂质体)的通透性变强。

(3)能级结构效应。例如,有实验发现,小牛胸腺 DNA 等的水溶液的

紫外吸收光谱有特异变化,此变化对应着样品的原子能级结构的变化。

以上是把已知的特异功能分为6大类来介绍。这6大类功能又可分为信息型和能量型。信息型指感知,能量型包括了其余5大类,也即泛指所有特异功能外效应。

已发现,特异功能的出现(从没有到获得)方式有3种:

(1)偶然出现;

(2)伤病后出现;

(3)意念诱发。

前两种是自发出现。意念诱发即让受试者模仿特异功能者发功时的意念活动,通过主观愿望诱发特异功能。此过程中可以对其施以气功以作帮助。诱发对10岁左右的小孩较有效。由可诱发性可推知,特异功能在少年儿童中具有一定的普遍性。

特异功能发功状态在生理指标和心理感受上均与常态有所不同;机体的某些物理、化学行为也可能与常态时不同。现在用一个抽象词——功能态——来表示由生理状态、心理状态等构成的人体发功状态,发出特异功能时称"特异功能态",常规情况下称"常规功能态"或"常态"。

在研究过程中,特异功能概念得到一种扩展:把特异功能态下的人体生理、生化、心理等体内效应也包括进来。

特异功能发功(进入特异功能态)的方式有两种:

(1)有意识方式,即由自我意念导引;

(2)无意识方式,即在不知不觉中出现了特异功能效应。

特异功能效应也有有意识的和无意识的两种。有意识的发功可产生特异功能者自己意识到的效应和自己意识不到的效应(也可称为"伴随效应"或"附带效应");无意识发功产生的是无意识效应(但不能称为

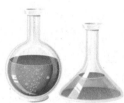

"伴随效应"或"附带效应")。就现有的发现而言,已得到检测的特异功能微观效应均是各类宏观效应的伴随效应;气功功能较弱,产生不了宏观致动等效应,其微观效应是直接在有意识的作用下产生的效应,而非伴随效应。

按照自然科学的传统观念,一切作用都是通过物质过程实现的,特异功能效应也应如此。目前用于表示特异功能作用媒介的名称有"外气"、"人体场"、"生物场"、"波"、"特异辐射"等。我们认为,在目前对作用媒介性质了解甚少的情况下,只能用抽象术语来表示,"特异辐射"这一名词比较合适。

中国对人体特异功能现象之研究和气功现象研究一起,合称为"人体科学"(钱学森所起之名)。目前,人体科学的研究工作正从现代科学、中国传统医学、中国古代哲学等多角度进行着,堪称全方位探索。

特异功能和科学检验

当然,这不是说中国学术界没有怀疑者和反对者。在最早反对者的知名人士中,首推叶圣陶和周建人。前者从事教育多年,当然懂得在少年儿童中发掘"特异功能"将给他们的身心遗留下什么样的后果;后者致力于科学普及,深知愚昧迷信给中国人民带来的灾难。遗憾的是,这两位老人的本应受到尊重的反对意见,很快就在一浪高一浪的吵闹中,被当作挖苦讥笑的对象。能够在实验和理论两个方面向"耳朵识字"之类"特异功能"作坚决争辩的乃是于光远教授。于光远和"人体科学"的创建人一度成为反对者和提倡者的两面旗帜。他们二位都宣称站在马克思主义立场上,同时都谈论自然科学和哲学,所以在学术领域也还是半斤八两,针锋相对,气氛相当热烈。1985 年 8 月,于光远教授将他自

1981 年夏天开始写的有关论文和文稿 18 篇,集成《评所谓人体特异功能》一书,由知识出版社于 1986 年 11 月出版,印行 7000 册,在"气功"、"特异功能"的图书大海中,堪称沧海一粟。此后基本上搁笔了。据香港《大公报》庚午年(1990)转引《健康报》刊登的钱学森的秘书涂元香的一封信称:"我作为钱学森同志的秘书,要郑重申明的是,钱老提倡用科学的严格的方法研究气功现象。他不赞成在没有进行大量的科学实验的情况下,随意对气功现象加以解释。钱老认为气功治疗某些慢性疾病是有效的,但气功不是万能的。他反对少数人借气功之名,行骗金钱之实,更反对借气功搞封建迷信活动。"科学家毕竟是科学家。以自己的观察和研究,推翻自己经不住检验的假说,正是科学精神的一种表现。即使以秘书的名义出面,否认气功万能,反对封建迷信活动,对于扫除"人体科学"研究中的妖气,也是极有力的一击。自此以后,高层次的理论争论少见了,剩下的则是种种"大师"陆续临世,进一步向经济界扩展,横冲直撞,似乎更加没有了约束。

"美国国家研究理事会"的专题报告:

中国《科技日报》在 1988 年 6 月 29 日发表了一条重要消息:"美国国家研究理事会发表专题报告指出,特异功能的存在迄今尚未获得科学的证据,仲裁支持反对双方有待更具说服力的实验。"第二天,《人民日报》第 3 版头条转发了这一消息的摘要,据称,"美国陆军研究所 1984 年要求美国科学院组成一个专门委员会,考察据说能增强人体功能的那些技术的潜在价值。1985 年 6 月,美国增强人体功能技术考察委员会召开第一次会议。"这个委员会由美国各有关领域的专家 14 人参加,在两年多的时间内,进行了大量面试和现场专访,举行了 6 次全体委员会,提交了 10 份分析报告和调查报告,同时研究了"涉及 130 多年来对声称的特异功能行为进行的验证和研究"的各种资料。之后,这个委员

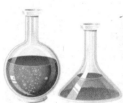

会于 1987 年底写出了最后报告,认为"迄今并没有发现任何科学的证据能证明特异功能的存在。因此,美国军方现在还没任何理由去直接参与"。美国"增强人体功能技术考察委员会"提供的这份报告,在 1988 年初经美国国家研究理事会组织的专家审议后发表。美国国家研究理事会由美国科学院、工程科学院和医学科学院推荐组成,是一个权威机构。而考察委员会所得结论的主要根据,在于那些证明"超感官能力"和"意念致动"的实验,"几乎无不存在方法上的严重缺陷","在某一方面或多方面偏离了众所认可的科学步骤","而且,确定这些实验结果的方式是否在各种实验室都一致,也是不明确的。"

据此我们可以知道,为什么在此后的中国"特异功能"宣传领域把侧重点从科学的论证转到了对特异功能的反科学、反理性的分析方面。然而"特异功能"的风行依然如故,不仅在中国,即使在做这种考察和报告的美国,也没有受到什么明显的影响。

特异功能辩论

在 18 世纪末的西方,在工业革命的背景下,神奇的麦斯麦尔术一度诱发出不少的人体特异现象;19 世纪末,在唯物主义思想变成社会文化主流的同时,唯灵论却横扫欧美大陆、英伦三岛,诸多的超级灵媒吸引了很多杰出科学家的注意力。然而令人疑惑的是,当研究者积累了丰富的经验,懂得如何控制测试条件以后,当心灵学发展到超心理学之后,愿意接受科学界测试、能够震撼社会的特异功能现象和人物却越来越罕见。研究者们几乎再也找不到强功能人,只能通过统计学用概率的方法认为精神对物质世界可以发生直接作用。但是超心理学的实验结果相当不稳定,甚至混乱不堪、自相矛盾,根本拿不出手。既说服不了自己，更说服不了怀疑者。但是，仍然有研究者还在费力不讨好地完善实验、寻找特异现象世界里的规律性，这么一份执著的精神着实可嘉，令人感叹。如果仅仅因为他们的结果还没有规律，暂时得不到科学界的认可就把其结果划入"伪科学"的另册，其实并不公平。毕竟他们是在探求宇宙真理，试图理解意识的奥秘。

自 1979 年开始，特异功能的热潮在中国大地突然爆发，发生这个事件的背景是当时特殊的政治气氛和社会环境："文革"的结束使人们开始有了自己的思想，人们对政治口号和说教有强烈的逆反心理，更倾向于相信自身的实践体验。过去被打成"封建迷信"的现象，变成了人体"特异功能"，重新成了有必要考查、核实的现象。这种异端思潮的出现代表着某种社会的进步，思想上的百花齐放毕竟好过单一思想的禁锢。况且，的确存在许多未知的事物，对任何事情都不能绝对化。

唯一最大的遗憾是当年的这些研究者大多不了解国内外的历史情况，这种情况下所得的"成果"的水平实在不能高估。

近 20 年来受政治因素的影响，国内特异功能研究的声势几度起落。但是，尽管不排除在某些具体案例上，确有极难解释的现象，但从整体上说，这项研究未见实质进展。肯定的证据拿不出手，否定的批判也没有力量。这种局面看来可能还将长久维持下去。正像科学的发展并没有能够消灭宗教一样，特异功能现象同样与人类历史文化有着紧密的血脉联系，不可能从人的精神领域、思想文化领域中完全驱逐干净。

特异功能现象极像是真实的，有许多人自认为看到或体验到了它的存在；同样又像是虚幻的，毕竟客观的科学方法未能确证其存在。这种比宗教信仰真实，却比科学的客观对象虚幻的现象称得上是主、客观世界的分野，构成了"现实的边界"。随着人类知识增长，或许未知的领域会越来越狭小，但更可能人类发现未知世界仍旧是无限大。正像无限

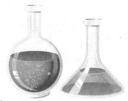

平面上的一个圆圈,里面是已知,外面是未知,无论圆圈如何扩大,外面的部分仍旧是无穷大。

人体"特异现象"对科学、对我们已知的物质观形成了挑战。以往的科学经验是非此即彼,或是或非,必得其一。然而本文后半段一直强调在本质上世界是悖论的,把经验、理论或者逻辑绝对化的做法是不充分的,也是违反辩证法的。像意识问题或者特异功能这类现象,可能同时跨越了物质与非物质、可知与不可知这么两个世界。由于这类现象完全超出了科学实证的经验,难于被社会和科学界所接受,也同样难于被彻底否定。但既然本质上整个世界都充满着悖论,为什么在这个问题上就绝无其他可能解释呢?毫无疑问,在意识问题上、在特异功能问题上,激烈的争论还将长期持续下去。

研究心灵感应和超自然现象的科学家,常被人们讽刺为新时代妄想用意念弯勺子的人,他们是看《X档案》看得太多了。但是利物浦约翰·穆尔大学新近成立的意识研究部的学者们正在做一系列的实验,以彻底查明意念识物的机理。这个研究机构在英国还是此类机构中的第一家。研究人员将测试意念中的图像是否能够在相距数英里的人之间传送。史密斯说首批研究"非常令人鼓舞",并且即将开始一项为期6个月的研究计划。

超感觉知觉困扰科学家已有数个世纪。希腊的哲人们极力想解释为何占卜者和有洞察力的人能够预知未来。在冷战期间,中央情报局的研究人员曾图谋用超感觉知觉揭开前苏联的军事秘密。

尽管肯定特异功能必然导致许多不合逻辑的悖论,但这并不能摧毁研究者的热情。恰恰争论的双方又都认为唯有自己才代表了科学精神!

活吞毒蛇之人

　　李韦心的父亲是当地有名的捕蛇能手。有一天,他有事出门,当时只有7岁的李韦心看到周围一笼笼毒蛇,一点也不害怕,觉得挺有意思;于是开始逗弄毒蛇,他可能觉得不过瘾,便从铁笼子里抓起一条眼镜蛇,放在手里玩。玩着玩着,他竟把这条毒蛇放进嘴里,然后活生生地把它吞了下去。令人奇怪的是,毒蛇到了肚子里,他不仅不觉得难受,反而全身感到异常舒服。

　　从此以后,他一发不可收拾,经常生吞毒蛇、蜈蚣等其他剧毒动物,他的精神也越来越好,从来就没有生过病,被人们称为"蛇仔"。除了敢生吞毒蛇之外,他还可以表演拿手好戏,让一条手指般粗的毒蛇穿过鼻孔,然后从自己张开的口中爬出来,这种惊险至极的表演,往往让观众惊叹不已。

　　专家对李韦心的血液进行化验,结果并没有发现什么异常,但他的胃比正常人的胃却大三分之一。他不能吃鸡肉,一吃鸡肉就胃痛难忍。也不能喝糖水,只要喝下一小口,就会呕吐不止。如果有一段时间不生吞毒蛇,他就会感到浑身无力,神志不清,结果就会生病。如果吃的是无毒蛇,他也会感到胃胀得不舒服,好像不消化似的。

　　活吞毒蛇不止他一个。山西省什贴村有一个农民叫孙庆顺,也是个吃蛇成癖的人。有趣的是,即使再凶的蛇,一见到他也便会立即缩成一团,任由他摆布。他吃蛇的时候,先将蛇身拉直,用牙咬开蛇腹,吸完蛇

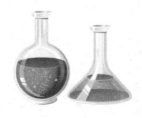

血,然后才生吃蛇肉。

有一次,在邻村的庙会上,突然窜出一条近 2 米的大毒蛇。它昂头瞪眼,吐着毒芯,在人群中乱转,吓得人们四处逃窜,庙会上的人群顿时乱作一团。这时有人想起了孙庆顺是个捕蛇能手,于是赶忙把他叫来。孙庆顺赶到后,大步走向毒蛇面前,嘴里大喊一声:"呔!"然后用手指指着毒蛇的头。奇怪,那条毒蛇见到他后,竟吓得两眼发呆,藏头缩尾,显得非常害怕。这时孙庆顺从容地走上前去,抓起蛇头把它缠在自己的脖子上,蛇还是不敢动弹。

孙庆顺除了生吃活蛇外,还喜欢吃活蝎子。据说,有人曾将活蝎子偷偷放进他的被窝里,毒蝎见到他后,也是非常害怕,反倒成了他的美食。多年来,他先后吃了 800 多条毒蛇,长的达 2 米,短的也有 30 厘米。

现在,孙庆顺还是活吞毒蛇成癖,年纪虽将近 70 岁,但身体依然强健,耳聪目明,精神矍铄。

对于这种奇特的癖好,专家试图进行研究,然而最终一无所获。至今,仍没有人能够道出其中的缘由。

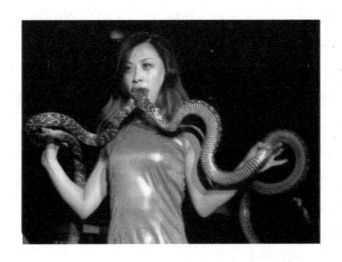

解读"翼人"

1966年11月15日深夜，美国的两对青年夫妇驾车经过西弗吉尼亚州快活角附近的一座已废弃的TNT炸药工厂时，看到了两只大大的眼睛，每只都有2英寸大，两眼相距6英寸，"附"在一个形似人体的东西上面。但这东西比人体要大，约有6~7英尺高。一对大翅膀折在背上。目击者们都承认，这双眼睛具有催眠作用。当这只动物开始移动后，四个被吓坏了的人立即加速逃跑。但他们在道路附近的一个山坡上又看见了同一或类似的动物。它展开像蝙蝠那样的双翼，升到空中跟着这辆车，这时的车速是每小时100英里。

目击者之一的罗杰·斯卡伯里对调查人员约翰·基尔说："这只鸟一直跟着我们，它甚至都不用扇动翅膀。"目击者们对当地副治安官米勒德·霍尔斯特德说，它发出的声音就像高速放音时所发出的那种耗子般的尖叫声。它在62号公路上一直跟着他们直到快活角城。

这两对夫妇并不是那天晚上唯一看到这只动物的人。另外一个4人组声称不是1次，而是3次看到它！那天晚上的第3次目击案发生在10点30分。当时，家住西弗吉尼亚萨利姆郊外(距快活角约90公里)的建筑工人内维尔·帕特里奇正在看电视。突然屏幕上一片空白，然后"一个人形物出现在屏幕上，同时电视机里传出嗞嗞的声音，音量不断加大，大到最后突然停止了。"帕特里奇的狗班迪在门廊中狂吠，甚至在关掉电视后仍不停地吠叫。

帕特里奇走了出去，看到班迪正朝向 150 码外的草料仓大叫。"我于是打开手电筒向那个方向照去，"他对西弗吉尼亚作家格雷·巴克叙述着，"看到了两只红色的眼，就像是自行车的后反光镜，但要比它大一些。"他肯定这不是动物的眼睛。

班迪是一条训练有素的猎狗，它咆哮着向这只动物冲了过去。帕特里奇叫它停下，但这条狗根本听不进去。他回到房中取枪后，感到还是待在屋里为妙。夜里睡觉时他把枪放在身边。第二天早晨，他意识到班迪还没有回来。两天后，这条狗还不见踪影，这时帕特里奇从报纸上看到了快活角目击案的报道。

报道中透露的一个细节引起了他的注意：罗杰·斯·卡伯里叙述说，当两夫妇即将进入快活角城前，曾经看到路边有一条大狗的尸体。几分钟后，在他们从城里返回的途中，发现那条狗又不见了。帕特里奇立即想到了班迪，他再也见不到它了。那条狗留下的只是在泥地中的脚印。他回忆说："这些脚印组成了一个圆圈，好像这条狗正在追逐自己的尾巴，但班迪从未有过这种举动。"此外就再没有任何脚印了。

两个目击案之间还有一个联系。副治安官霍尔斯特德开车到达那座 TNT 工厂时，他的那部警方无线电受到了奇怪的干扰。噪声很大，听起来像是高速回放录音带的那种声音。他最后不得不关掉了无线电。

第二天，治安官乔治·约翰逊召开了一个记者招待会，于是这个故事一下轰动了美国。一个新闻工作者以《蝙蝠侠》中那个坏蛋的名字"翼人莫斯曼"为这只怪兽命名。

自那时起到 1967 年 11 月间，又发生了一系列的目击案。

1966 年 11 月 16 日晚，一男两女 3 个成年人(其中一个妇女抱着一个婴儿)从朋友家出来后走向自己的汽车。突然，什么东西从地面上慢慢地升到了空中。目击者之一的玛塞拉·贝内特女士受到了如此大的惊

吓，以至于怀中的婴儿都掉在了地上。那是一个"巨大的灰色物体，比人大，但没有头。"而它的躯体上部却有两个大大的、发光的红圆圈。当它正打开背上那对巨大的翅膀之际，雷蒙德·万姆斯里赶紧从地上抱起孩子并把两名妇女领回他们刚刚离开的那所房子。那只动物跟踪他们一直到门廊前，因为他们可以听到那里传来的声音，更可怕的是，他们还看到那双红色的大眼睛正透过窗户盯着他们。当警察赶到时，怪物已经走了。随后的几个星期里，贝内特女士心中都烦乱得不行，像其他那些见到翼人的目击者一样，最后她不得不求助于医生。

翼人目击案的主要调查者约翰·基尔写道，至少有 100 个人曾见到过这种动物。他把那些目击案汇总在一起，得出了这种动物的大致形象。它站起来有 5 英尺至 7 英尺高，比人的身体宽，两条腿像人，走起路来蠢笨缓慢。发出"吱吱"的声音，眼睛位于肩膀顶部，比它那巨大的身体看起来更为可怕。它的翅膀有些像蝙蝠，但在飞行中并不扇动它。当它离开地面升空时，就像一架直升机那样径直升了上去。目击者们描述它的肤色是灰色或褐色。两个目击者说，当它在他们头顶上飞行时，听到了一种机械的"嗡嗡"声。

1967 年以后，除 1974 年 10 月在纽约州埃尔玛的一次目击报告外，翼人的目击案就再也没有过。但基尔访问的一个妇女说，她曾于 1961 年的一个晚上，在西弗吉尼亚州俄亥俄河沿岸的一条公路上发现过这样一只动物。她对基尔说："它比人要大得多，是一头灰色的大家伙。它站在公路中间，然后从背后打开了一对巨大的翅膀，翼展开后有路面那么宽。它看起来简直就像一架小型飞机。后来它径直升到空中，几秒后就从视野中消失了。"

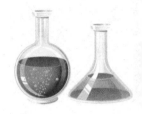

人体起火之谜

　　人体自燃是指人体内部突然自发燃烧，将人体烧为灰烬。古今中外，对人体自燃现象都有过报道。

　　明末清初学者周之工编写的《书影》中，记述过人体自燃事件。

　　"曲周陈公令桐，言其邑富翁子妇，自父家还，明日皆卧不复起，家人呼之不应，抉户而入，烟扑鼻如硫磺；就窗视之，衾半焦，火烁之有孔。二体俱焚，唯一足在。火之焚人，理不可解。"

　　在国外，有关人体自燃的现象也时有报道。

　　1950年10月的一天，在英国伦敦街头有一对正在热恋中的青年男女并肩而行。突然，在女青年的胸前和背部喷发出熊熊火焰，把她的头发和脸部烧焦了，以致死亡，可与她并肩而行的男子青年却没有被烧死。

　　1951年7月，在美国佛罗里达州的圣彼得堡，一位肥胖的老妇人坐在软椅上，突然人体自燃，立即化为灰烬，地面上只剩下几个烧得变了形的发卡、几小块焙干的椎骨、一个已缩成棒球大小的头骨和一只完好无缺的左脚。而在这老人边上的报纸和亚麻布却完好无损。

　　1966年12月，在美国宾夕法尼亚州波特城，一位老人正在自己家里推车上坐着，突然自燃，整个人体除半条腿外，全部化为灰烬，可老人所坐推车支架下的胶垫却完好无损。

　　人们发现，在人体自燃的时候，往往周围的易燃物却完好无损。按照一般常识，将人体化为灰烬需要相当高的温度，绝对足以点燃周围的

易燃物,可事实上却并非如此。这实在让难以理解。

人体为什么会出现自燃现象呢?

有些科学家认为,人体自燃与体内过量的可燃性脂肪有关,如果体内积累过多可燃性脂肪,到一定时间会自发燃烧起来。

有些科学家认为,人体内可能存在着一种比原子小的"燃粒子"。当"燃粒子"积累到一定数量时,有可能引起自燃。

有些科学家认为,人体自燃可能是由于体内磷积累过多,形成一种"发光的火焰"。到了一定时候,火焰就转变成燃烧的大火,从而把人烧成灰烬。

有些科学家认为,人体内存在某种天然的"电流体"。这种"电流体"到了某种条件具备时,可能造成体内可燃性物质的燃烧。

这些观点还缺少令人信服的实验证据。因此,人体自燃现象仍是一个待揭之谜。

科学家们对人体自燃现象各持己见,但却没有足够的说服力让人信服。因此,人体自燃现象仍是一个谜。

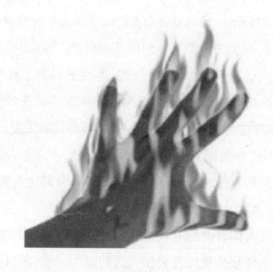

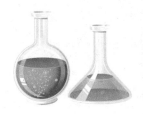

人体为何能放电

英国曼彻斯特城的普琳夫人，是 3 个孩子的母亲，她带有的一个活动电源组静电，使医生迷惑不解。这位 41 岁的中年妇女接触任何东西的时候，经常有电光和响声。当她洗熨衣服时，电熨斗经常发出爆裂声。她曾在家中的养鱼缸中"电"死了 9 条鱼。其丈夫说，她躺在床上的时候便会引起静电感应，从而发出劈劈啪啪的声音，同妻子接吻时也会有痉挛感。

科学家介绍说，普琳夫人一天冲几次凉，并在踝关节部缠一段铁线，这样她可以接"地"，并将电流导入地下。牛津大学天体物理学家尚理斯说，我们不知道为什么普琳夫人不能像其他人那样摆脱电流，她所带静电超过常人 5 倍。

在马来西亚的一个垦殖区里，一家 7 个孩子的体内都带有超人的静电。当孩子们骑坐童车让身体离地时，头发就会竖起，其中 6 岁的女孩索英哈带电更强，人们触摸她时会有轻微的电击感。孩子们的父亲索嘉布拉说，索英哈是在一场小病之后身上才带电的，接着其他孩子也变得像她一样带电了。

詹妮·摩根是生活在密苏里州的一位美国姑娘。1895 年，她的身体突然变得像个强大的蓄电池。她伸手抓门把柄，电火花连续从她的手指放出，高电压火花灼痛了她。她的一只心爱的猫被她几次电击后，总是躲得远远的。阿什克拉夫特医生不相信这位少女身上会带有高压电，他伸手去碰她，一下子被击倒。隔了好一会儿医生才睁开眼睛，发现自己仰面朝天躺着，身边围着一群为他担心的人。

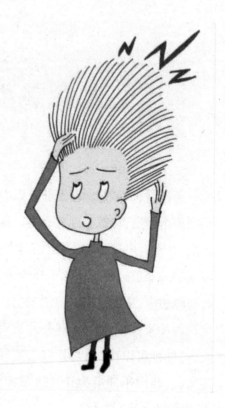

带电者是否会因电招灾呢?美国俄亥俄州发生过这样一件事:

一家电机厂曾频频发生小火灾,有时一天竟达 8 次之多。为此厂家特意请来一位专家对所有的员工进行检查。专家让员工们轮流手握电线站到金属板上。其中有位女工刚踏上金属板,电压计就急剧地狂跳不止。这位女工身上的静电是 3 万伏特,电阻是 50 万欧姆。当她接触易燃物品时, 随时都可能引发火灾。那个女工调走后,电机厂果然没有再发生过火灾。

但有时从致火者那里找不出任何原因:前苏联乌克兰加盟共和国的"火孩儿"萨沙就是这样。这是一位 14 岁的男孩,他有一种令人莫测的奇能。不管他出现在谁家的房间里,室内的室具和衣物就会无端地起火。从 1987 年 11 月起,这个"火孩儿"已引起 100 多次火灾。所以, 左邻右舍的人都迫使他们全家搬走。可是,无论搬到什么地方,他只要一进房间,屋内的地毯、家具和电器都会莫名其妙的瞬间起火燃烧。这样一来,闹得萨沙全家都不敢与他同睡,只好轮流站岗,以防患于未然。最后,实在没法,只得让萨沙一个人搬到祖母家里去住,可是他所到之处,依然火灾时起。"火孩儿"萨沙的致火奇能已引起了有关科学家的关注和重视,但对他的调查和研究表明,他身上并未发现带电现象。

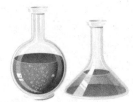

　　英国女子保琳·肖的身体可以先把体内静电贮存起来,然后突然把它们放出来。在她手指外近8厘米处会发出电火花。凡她所接触到的电视机、洗衣机、摄像机、电饭煲等电器均遭破坏,至今她所破坏的电器价值已达1.5万美元。

　　当她和家人肌肤接触或与人握手时,往往把对方电得跳起来。

　　一家超级市场的一台电冰箱被她放电而烧毁,为此,她被宣布为不受欢迎的人。

　　她去银行,银行的电脑系统立即出现故障,为此银行方面请她委派别人替她办理一切手续。

　　在家里,也因她发电,两次烧毁了全屋电线。

　　据科学家推测,导致保琳出现这种罕有的放电现象,可能是情绪异常引起的。保琳的父亲10年前去世,而保琳为此情绪异常激动,使她体内的静电积聚起来。

　　保琳的家人渴望能早日为她寻找出一个治疗办法,她的丈夫说:"我们家不用化纤做的东西,衣服也穿纯棉的。现在唯一能减低保琳发电机会的办法是多洗澡。保琳一天洗澡达4次之多。"

　　保琳说她能预感到什么时候将发电,因为发电前她必然会出现头疼现象。一旦出现征兆,她就禁止自己和别人接触,也不外出,更不走近任何电器。

　　正在对保琳·肖进行研究的一名牛津大学科学家说:"我们推测,世上可能也有不少像这名女士一样有发电能力,只不过情况不至于像她那样严重而已。"

人体潜力解读

人体的潜力是指人体内暂时处于潜在状态还没有发挥出来的力量。科学家发现,人体的潜力相当惊人,有待于人们研究、挖掘。

炼钢炉前,炼钢工人挥汗如雨。正常人究竟能耐受多高的温度呢?英国皇家学会的医学博士布勒登就这个问题亲自进行了一次试验。他钻进一个正在加热的密闭屋子里,温度逐渐升高,甚至超过100℃,他在那里待了7分钟,感觉呼吸尚好。后来他感到肺部有"压迫感",心里有"焦虑感"。他走出热屋子,自己数了数脉搏,每分钟跳144次。若不是他亲身进行了这次试验,谁会想到人体能耐受这么高的外界温度呢?

在智力方面,人的大脑大约共有140亿个神经细胞。而经常活动和运用的不过10多亿个,还有80%~90%的神经细胞在"睡大觉",尚未很好地发挥作用。美国的一位科学家认为,健康人的大脑,如果一生中始终坚持学习,那么它所容纳的知识信息量可达到52亿多册书的内容。

人的毛细血管,占全身血管总长度的90%,它的血容量比动脉里的血要高600~800倍。但是,在一般状态下,只有1/5到1/4的毛细血管开放,其余全部闭合,处于没有发挥作用的状态。人体肺脏中的肺泡,经常使用的也只是其中一小部分。不论是血液循环系统,还是呼吸系统,潜力都是很大的。通过锻炼身体可以发挥潜力,提高肺活量和增大血管容积。

人在遇到紧急情况时能发挥平时所没有的力量。如为了救人,一个弱女子猛地掀起了重物;一个老婆婆在夜间碰上恶狼,结果将狼打死。

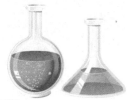

这都是人体潜力在紧急关头发挥出来的结果。原来,人体的肌肉和肝脏里在平时贮存着大量的"三磷酸腺苷",简称ATP。ATP就是能量的来源。在正常情况下,人体只需要一部分这种ATP提供能量就可以了。一旦遇到紧急情况,大脑就会发出命令,让全身所有的ATP立即释放出来。命令下达后,身体能量剧增,就能做出想像不到的事情来。

科学家估计,目前世界上大约有50%以上的疾病不需要治疗就能自愈,这也被认为是人体潜力的作用。这种潜力包括人体免疫系统的防御作用和自身稳定作用等。能不能让更多的疾病不经治疗而自愈呢?这是现代医学探讨解决的问题。比如癌,现在被认为是"不治之症",可是也有靠人体潜力使癌消退的例子。人体使癌消退的潜力在哪里?这还是一个谜。

人体最引人注目的潜力是"自调自控作用"。中国的气功和印度的瑜伽术,就是这方面作用的例证。气功师的表演,常常令人瞠目。在我国,气功已经有效地应用于治疗多种疾病和保健。人体具有多方面的潜力,有些已经通过体育锻炼和练气功等方法发挥出来,并在理论上得到阐明。还有更多的潜力尚没有被人们所认识。进一步研究人体潜力,挖掘这种潜力,对于增强人类体质和工作能力都有重要意义,同时也是人类对自身的深入认识。

在自然和超自然这两个领域之间有一种现象,因为暂时依然没有更恰当的名词来称呼,只好称之为"不可能的"身体异能。当然,在很多事例上,他们两种力量都没有,只是在谈到自己有这种表现是自欺欺人罢了;这些人有的是体能超常的,也有喜好幻想的。然而,有些个别的人好像真有本事,能做出看似绝无可能的事来,而所用的方法不但无法解释,也使我们不敢妄下断语。

檀香山主教博物馆有一位名叫威廉·塔夫茨·布里格姆的著名人种

学家。曾经讲过一个有关蹈火秘术的典型故事。布里格姆自小在夏威夷长大，年轻时，由于机缘巧合，说服了三位朋友(当地的巫师)教他蹈火之术。有一天，他知道一股新熔岩流在几劳亚火山附近出现，就不禁雀跃起来，因为他期待已久的蹈火表演良机，终于来临了。

布里格姆和他的朋友，经过艰苦努力，在隆隆作响不已的火山山坡攀爬了两天，才抵达一个围住一大片熔岩的峡谷。他后来回忆道："我们把石头投入那片熔岩，证实熔岩表面的硬度可以承受我们的体重后，我那几位朋友便沿着峡壁爬下去……熔岩表面正在变黑，因热力而引起的颜色变化时隐时现，就像铁匠将要投进水箱的一块逐渐冷却的铁……一想到要走过一片平坦、叫人惧怕的熔岩，就令我不寒而栗。"

三位巫师在闪闪有光的熔岩边缘停下来，气定神闲地开始用古夏威夷语吟唱，而布里格姆却感觉自己"差点儿给高热烤熟了"。然后，"最年长的一位，毫不迟疑地，在热得惊人的岩面赤足快速走动"。布里格姆看得目瞪口呆，突然给人从后面猛推，旋踵间也在那片炽热熔岩之上，只好拼命往前跑了。

布里格姆当时穿着靴子，但跑不了几步，靴子的缝口就给烧断了，一块靴底随即掉下，另外一块也开始松脱了，只好穿着袜子，跑完最后的路程。说来奇怪，袜子竟没着火，只有与破靴子鞋帮接触之处烧焦了。布里格姆还说："我的脸孔和身体都感到很热很热，但足部却好像完全没有这种感觉。"他跑到熔岩的另一边后，足部仍旧没有温热感，而且像巫师的足底一样，连一个水泡也没有。事实上，他觉得回程时，赤足不穿靴子下坡，远比在熔岩上行走要痛苦得多。布里格姆自此直至1926年他去世那天，始终没有改变对自己蹈火之行的解释："那是魔术，是巫师和其他原始民族的一种异能。"

布里格姆的经历颇称离奇，却也并非空前绝后。宗教上的蹈火仪式，

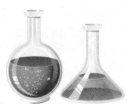

在世界各地盛行,已经有好几千年的历史,就是今天,也仍旧在印度、马来西亚、日本、斐济群岛、夏威夷、菲律宾、纽西兰、巴尔干半岛等地流行。最常见的是,蹈火者在铺着一层炽热煤炭的浅坑上走过,有时候更是直截了当,走过一堆柴火,或者沿着一条炽热碎石小径前行。他们这样做可能为了安抚神灵、净化灵魂、判定是否有罪或履行誓约。虽然有人创下蹈火60多英尺的纪录,但据说差不多所有表演蹈火的人,都无灼伤迹象。

怎么可能毫不灼伤呢?除了宗教或巫术解释外,还有种种不同的科学解释。例如,有人争辩说,坑底的煤可能是用某种方法堆垒起来的,火道内的气给耗尽后,便无法燃烧下去,但从未有人成功示范出整个过程。而且,这个说法,也没有就其他类型的蹈火技术,比如在熊熊熔岩上走动提出科学证据,更不曾解释怎么样可以免受辐射热灼伤。魔术大师胡迪尼认为,表演蹈火的人,若不是耍弄花招,便是在脚底下涂某种防火膏。然而,再三对蹈火者足部作出仔细检查后,却找不到任何事先布置的痕迹,不少科学家甚至怀疑究竟有没有这种药膏。

也许美国人小梅恩·里德·科博士的解释更为合理,因为他本人曾经走过30英尺长的火坑,舔过赤热铁棒,并且表演过其他难以置信的绝技。他有一次推测,汗液或唾液内的水分蒸发后,会形成一种微小的气垫,可以在短暂时间内保护肌肉,使之不会与过热的物质直接接触,有了这层保护体,只要蹈火表演的时间不太长,肌肉就不致灼伤。但这层假想的保护体,虽然实际上可能存在,也似乎不是每一个人都适用的。1935年,在伦敦大学进行的一次著名蹈火实验中,一位名叫库达·巴克斯的喀什米尔青年,走过一条长11英尺的火炕而未受损伤,但当两名观众也想仿效巴克斯时,只走了几秒钟,两个人的脚底马上长满水泡,有一个更受伤流血呢。

解读尸体不腐

1992 年 11 月 24 日夜,河北省香河县一名 88 岁的老太太拔掉输气管,说:"我要睡觉了,不需要它了。"随后安然合上了双眼,停止了呼吸和心跳。奇怪的是,这位老太太的尸体至今仍未腐烂。

这位老太太名叫周凤臣,生于 1905 年 11 月,是一名普通的农村妇女。38 岁的那年,一场大病的突然降临,差点让她丧命,竟 40 天卧床不起。也正是那场大病,使她在以后的饮食上不沾一点荤腥,生活上也十分有规律。

就在去世的前 10 天,因病住院的这位老太太病情却奇迹般的突然好转,连医生都十分惊讶。更为奇怪的是,排便这时却出现了异常,每次都喷涌不止,量大而且十分黏稠,颜色紫黑,就是几十年的老医生也不知如何办才好。第二天,又大量吐痰,整整吐了几痰缸,痰中有很多块状物,五颜六色,连医生都没见过。吐完之后,她又用凉水漱口。这种状况整整持续了一天一夜,当时大家都十分害怕。她又让家人用凉水给她擦身,用清凉油涂抹全身的主要穴位。当天,她本不想输液了,但医生认为她的病根本没好,特别是这些异常症状更是让医生不敢大意,非坚持给她输液,可在她手上和脚上连扎数针,均无回血,医生只好作罢。

就在 11 月 24 日夜,这位老太太安详地离开了人世。老人停止呼吸之后,24 小时体温仍没有降低,一周后肢体仍然柔软如常,头部太阳穴的血管仍清晰而且富有弹性,手背上甚至仍有血液流动。在随后的数月

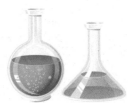

里,老人遗体竟在常温常压下自然脱水,脱油脂,甚至连盛夏酷暑季节也不例外。不知不觉已经过去数年了,老人的尸体仍然在自己睡觉的土炕上,俨然就像刚死一样,完好无损。

老太太去世后,尸体不腐之事广为流传,一些生物学家、医学家及人体科学家闻讯赶来,并成立了联合调查组,对她的尸体进行了彻底和全面的检查,但仍未揭开其中的奥秘。

但有些科学家却坚信,正是她的饮食习惯及她在医院的种种症状,才使其尸体没有腐烂。他们同时推测,这位老太太的身上可能产生了某种抗体,来抵制腐烂的发生。我们相信,如果这一情况属实的话,必将推动医学事业的进一步发展。

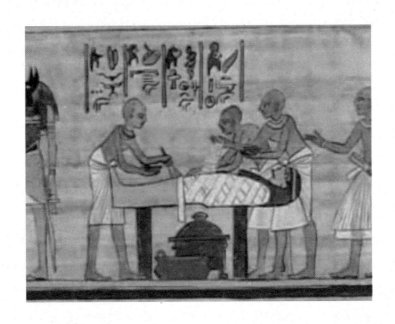

解读奇特皮肤

你见过有奇特皮肤的人吗？尽管人类不同的种族有不同颜色的皮肤，然而，不免存在一些拥有怪异皮肤的人。这些怪异的皮肤或颜色一反常态，或具有特殊的功能，甚至有人身上根本就没有皮肤。这些怪异的现象究竟是怎样形成的呢？

20世纪80年代，人们在广西兰江侗族自治县人民医院发现了世界上罕见的双色人。此人长得非常健壮，生活、劳动如同常人，只是自头顶到下肢，左半身为深红色，右半身为黄白色，中间交界处平整光滑，界线分明。

马来西亚有一位34岁的男子，此人的皮肤异乎寻常，具有一种奇特的功能，又厚又硬，什么坚锐利器都伤害不了他，可以说是刀枪不入，而且皮肤的耐酸性极强，一般的酸性物质都奈何不了它。

没有皮肤的人也同样存在。英国有个小男孩像其他孩子一样聪明活泼，但因他拥有一身膜样的皮肤，不能和其他孩子一同玩耍。

1986年6月5日，一个奇怪的男婴在湖北省监利县尺八镇医院诞生了。这个孩子同正常婴儿的唯一区别是肚脐以下腹部有一层玻璃样透明薄膜，透过这层薄膜，可以清楚地看到他的内脏。

除了有先天皮肤透明的人之外，后天皮肤变透明的人也不乏存在。芬兰有位名叫姬花·歌菲丝的老妇，她在61岁时，脸上的皮肤色素迅速消失，人们可以清楚地看到她脸部皮下肌肉的组织纤维。

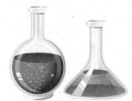

你见过"橡皮人"吗?荷兰王国的比兹斯就是这样的人,他能将自己膝盖上的皮肤拉长 46 厘米。还有一个叫穆里斯的人,他能将自己的周身皮肤拉长 20~30 厘米,胸部的皮肤能拉至头顶。他的皮肤具有弹性,拉长时不疼,松手时,皮肤上的手痕立即消失。这种人的皮肤具有很大弹性,能够被拉伸和拉长,如同橡皮。据专家统计,目前全世界大约有 50 万个"橡皮人"。

吴娟妹是我国所见的一位具有"蜕皮"现象的女青年,她自 3 岁起,每年脱皮 1~2 次,至今不断。她一般在冬、夏两季脱皮,脱皮前发烧,全身肿胀,处于半昏迷状态,大睡 3~7 天,不吃不喝,最后从头到脚脱去一层皮。脱皮 3 天后慢慢长出鲜红色新皮,15 天后恢复正常。

美国纽约一位 50 岁的黑人妇女文蒂突然患了一种无名怪病,医生给她试服一种新药物,未见疗效,病情反而加重,同时皮肤也越来越黑。后来在进行手术治疗时,文蒂的心脏突然停止跳动,经医生全力抢救,总算活了下来。然而经这次抢救后,文蒂身上的皮肤又发生了一次令人难以置信的变化——逐渐绽裂、脱落,重新长出一层白嫩的新皮肤。直至她病愈后,全身皮肤都呈白色,成了一个彻头彻尾的"白种女人",而且至今没有恢复本来面目。

究竟是什么原因导致发生这些怪异的现象呢?我们人类应从哪些方面来解释它呢?

人脑男女有别

有些科学家指出,人脑是男女有别的。一般说,男性的右脑较发达些,因而他们的左眼、左耳比较敏感;而女性的左脑比较发达,所以说她们的右眼、右耳要灵敏些。女性的语言能力强于男性,开始说话亦早些,这与语言能力受左脑控制的生理正相符合。

医生对脑损伤病人综合分析后认为,男性大脑的两半球分工严格,而女性则并不明显。德国有位女病人,因右脑严重受伤被送进了慕尼黑医院,她不仅起死回生,而且没有任何后遗症。医生说,假如是男性,那就会丧失说话能力。

根据研究,大脑功能差异的秘密在于睾丸。男胎儿要比女胎早4个星期显示出性别。正是雄激素的较早和较多分泌,抑制了左脑和促进了右脑的发育。有些科学家试验性地给动物注射不同的激素,结果也成功地改变了它们脑部神经细胞的结构。

女性的胼胝体总比男性的大,且更多呈鳞茎状。这是男女大脑构造上差异的首次发现。胼胝体是联结左右脑的纽带。女性的这种联结要比男性好。据研究,男子的脑细胞死亡速度要比女子的快,大约要高2~3倍。这表明,在同等条件下,男子的智力衰退要比女子的早一些。